Bachmann · Resch

# Rheumaschmerzen spürbar lindern

## Die Autoren

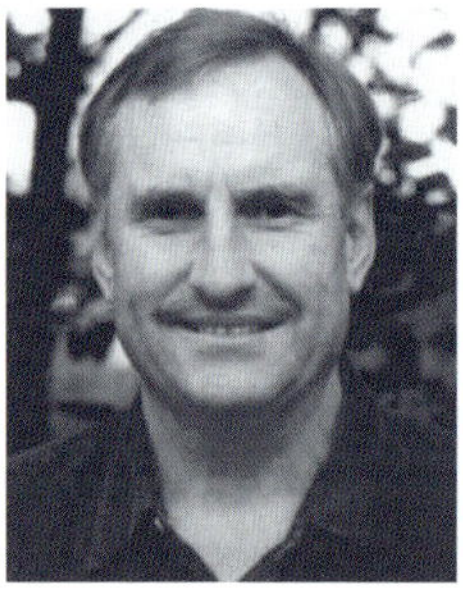

Dr. med. Robert M. Bachmann ist Facharzt für Allgemeinmedizin und Naturheilverfahren sowie Badearzt und Lehrbeauftragter im Studiengang Gesundheitsökonomie an der Universität Bayreuth. Er leitet eine Praxisklinik für Naturheilverfahren in Bad Wörishofen. Neben seiner Mitgliedschaft in vielen ärztlichen Gesellschaften hat er zahlreiche Publikationen zum Thema Naturheilkunde und Prävention veröffentlicht und ist Mitbegründer des Vereins für Forschung und Lehre in der Naturheilkunde e.V.

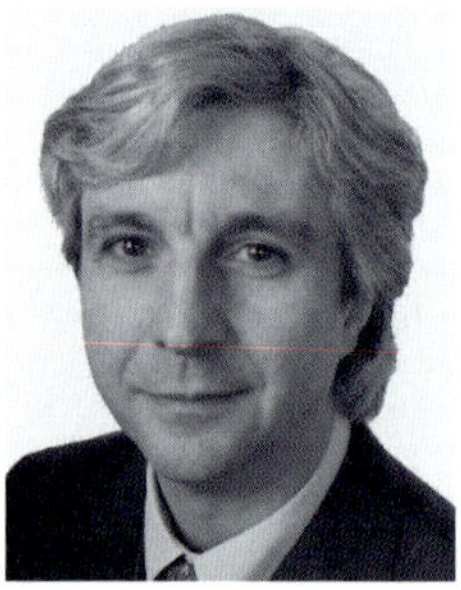

Prof. Dr. med. Karl-Ludwig Resch ist Direktor eines großen staatlichen Forschungsinstitutes für Prävention, Rehabilitation und Naturheilkunde, Präsident des Sächsischen Heilbäderverbandes und 1. Vorsitzender der Deutschen Gesellschaft für Naturheilkunde. Neben einer umfangreichen Lehrtätigkeit ist er ein gefragter Referent auf internationalen wissenschaftlichen Kongressen und fungiert als Gutachter und Berater im Bereich der Gesundheitspolitik sowie der Entwicklung patientengerechter medizinischer Konzepte.

Dr. med. Robert M. Bachmann
Prof. Dr. med. Karl-Ludwig Resch

# Rheumaschmerzen spürbar lindern

- So helfen Ihnen die 25 besten Naturheilverfahren bei Rheuma und Arthrose

TRIAS

Die Deutsche Bibliothek
CIP-Einheitsaufnahme
Ein Titeldatensatz für diese
Publikation ist bei der Deutschen
Bibliothek erhältlich.

Leserservice

Wenn Sie Fragen oder Anregungen zu diesem Buch haben, schreiben Sie uns!
TRIAS-Verlag
Postfach 30 05 04
70469 Stuttgart

Oder schicken Sie uns eine E-Mail an:
Trias.lektorat@thieme.de

Umschlaggestaltung:
Cyclus · Visuelle Kommunikation
Stuttgart

Programmplanung: Sibylle Duelli
Lektorat: Verlagsbüro Kopal, Julia Alber

Bildnachweis:
U1 Corbis; MEV-Verlag, Ausgsburg S. 42, 81; photoDisc, Inc S. 15, 24, 30, 52, 68, 70, 83, 92, 97, 104; Verlagsbüro Kopal S. 90, 91; alle anderen Bilder Norbert Reismann, Villingen-Schwenningen

Gedruckt auf chlorfrei
gebleichtem Papier



Satz: Cyclus · Media Produktion
Druck: Westermann Druck, Zwickau

ISBN 3-8304-3115-5

**Wichtiger Hinweis:**
Wie jede Wissenschaft ist die Medizin ständigen Entwicklungen unterworfen, Forschung und klinische Erfahrung erweitern unsere Erkenntnisse, insbesondere was Behandlung und medikamentöse Therapie anbelangt. Soweit in diesem Werk eine Dosierung oder eine Applikation erwähnt wird, darf der Leser zwar darauf vertrauen, dass Autoren, Herausgeber und Verlag große Sorgfalt darauf verwandt haben, dass diese Angabe dem **Wissensstand bei Fertigstellung des Werkes** entspricht.
Für Angaben, Dosierungsanweisungen und Applikationsformen kann vom Verlag jedoch keine Gewähr übernommen werden. **Jeder Benutzer ist angehalten,** durch sorgfältige Prüfung der Beipackzettel der verwendeten Präparate und unter Umständen nach Konsultation eines Spezialisten festzustellen, ob die dort gegebene Empfehlung für Dosierungen oder die Beachtung von Kontraindikationen gegenüber der Angabe in diesem Buch abweicht. Eine solche Prüfung ist besonders wichtig bei selten verwendeten Präparaten oder solchen, die neu auf den Markt gebracht worden sind. **Jede Dosierung oder Anwendung erfolgt auf eigene Gefahr des Benutzers.** Autoren und Verlag appellieren an jeden Benutzer, ihm etwa auffallende Ungenauigkeiten dem Verlag mitzuteilen.

# Vorwort

Der Begriff Rheuma entstand zur Zeit des Hippokrates. Vom stets vorhandenen bis zum plötzlichen Schmerz hat diese Krankheit viele unterschiedliche Formen. Die vom Arzt gestellte Diagnose ist Voraussetzung für die schulmedizinische wie auch die naturmedizinische Rheumabehandlung. Nur mithilfe der ärztlichen Untersuchungsmethoden lässt sich feststellen, ob neben der rheumatischen eine weitere Erkrankung vorliegt, wie dies häufig der Fall ist.

Dieses Buch gibt Anleitung zur Soforthilfe bei akuten Schmerzen, kann aber auch bei der dauerhaften Linderung von Beschwerden und der Schmerzbeseitigung helfen. Es vermittelt Ihnen das notwendige Wissen, um neben Ursachen und Auslösefaktoren von Rheuma auch den engen Zusammenhang zwischen Ihrer Lebensweise und Ihrer Krankheit zu erkennen.

In vertrauensvoller Zusammenarbeit mit Ihrem Arzt können Sie als Rheumapatient die großartigen Möglichkeiten der natürlichen Behandlung nutzen und selbst entscheidend dazu beitragen, wieder schmerzfrei und beweglich zu werden, Lebensqualität und Lebensfreude zurückzugewinnen. Wir stellen Ihnen hier naturgemäße Anwendungen zur Behandlung von Rheumaschmerzen vor, mit denen Sie – zu Hause regelmäßig angewendet – Ihre Schmerzen lindern, möglicherweise sogar langfristig das Fortschreiten Ihres Leidens aufhalten können.

**Achtung!**
Setzen Sie niemals eigenmächtig die Ihnen verordneten Medikamente ab! Besprechen Sie mit Ihrem Arzt, mithilfe welcher naturheilkundlichen Anwendungen sich deren Dosis verringern lässt.

Lesen Sie das Buch aufmerksam durch, bevor Sie mit einer Behandlung beginnen. Sie werden erkennen, dass Sie Ihrer Krankheit nicht hilflos ausgeliefert sind, sondern viel zur Linderung Ihrer Beschwerden beitragen können. Werden Sie wieder aktiv – handeln Sie eigenverantwortlich, aber bitte nicht eigenmächtig! Führen Sie Ihre Selbstbehandlung in vertrauensvoller Zusammenarbeit mit Ihrem Arzt durch! Nur er kann beurteilen, welche der hier vorgestellten Anwendungen für Sie die besten sind. Werden Sie zum Spezialisten Ihrer Krankheit und entwickeln Sie sich selbst zum Spezialisten Ihrer Gesundheit.

Dr. med. Robert M. Bachmann,
Prof. Dr. med. Karl-Ludwig Resch

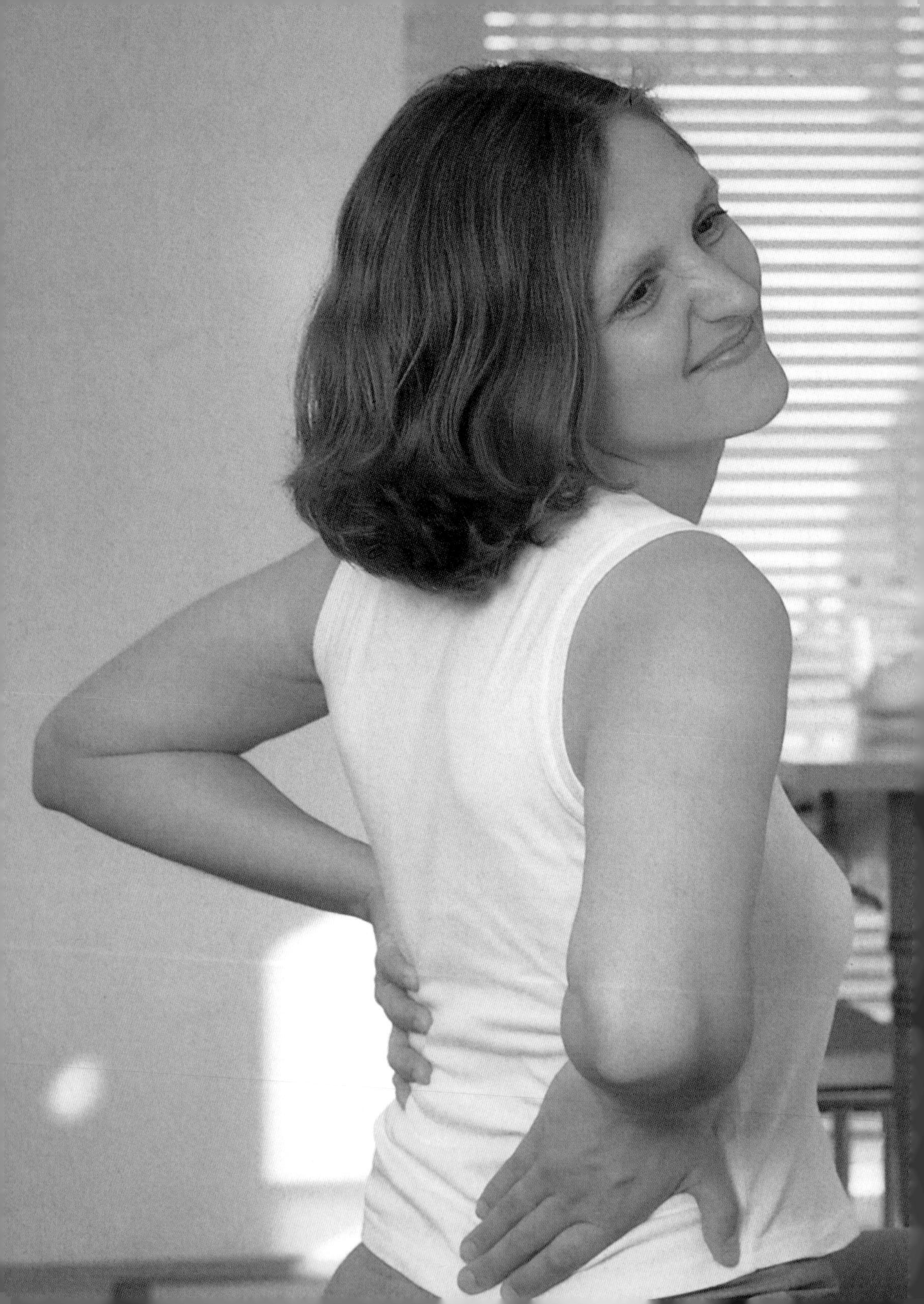

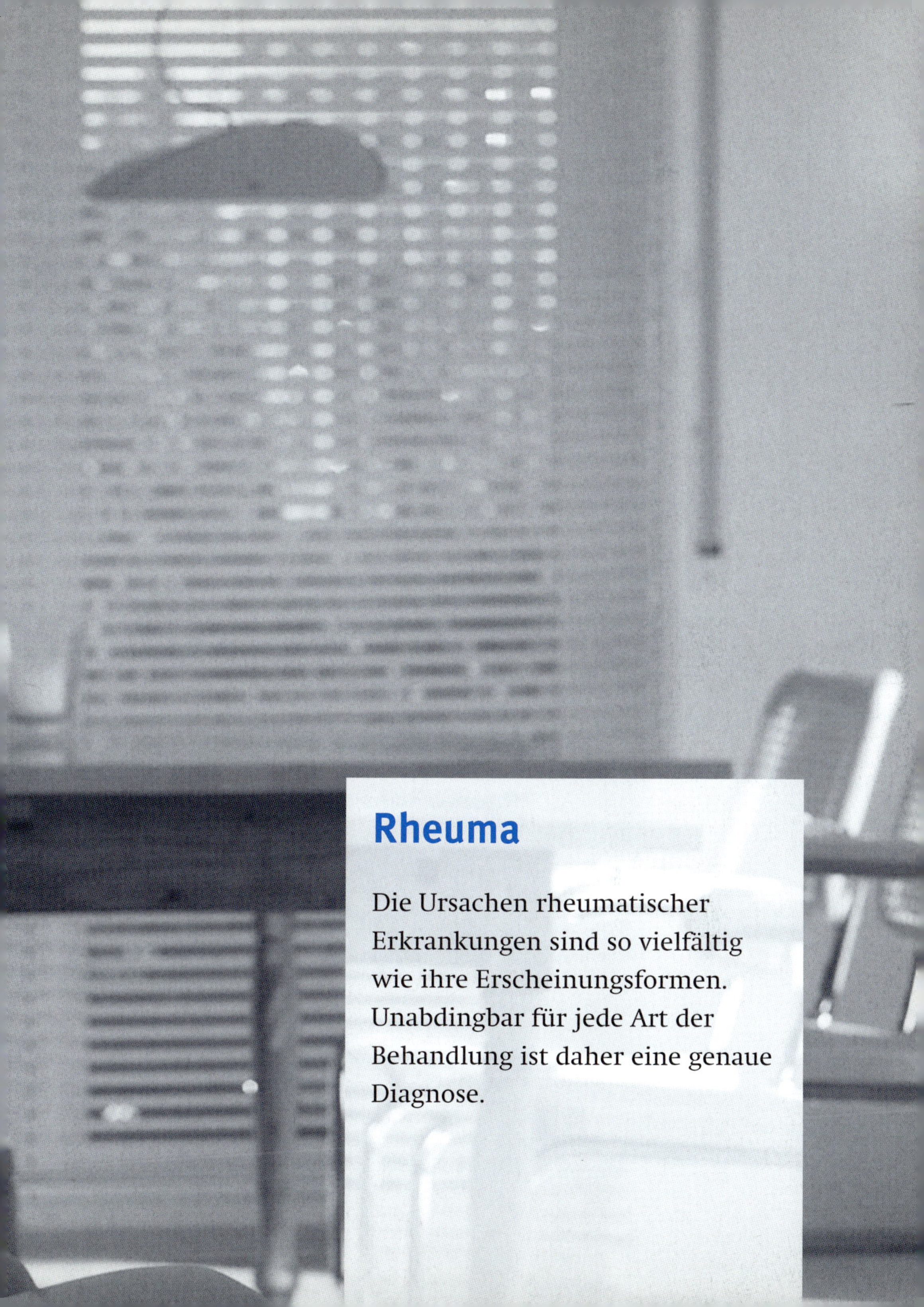

## Rheuma

Die Ursachen rheumatischer Erkrankungen sind so vielfältig wie ihre Erscheinungsformen. Unabdingbar für jede Art der Behandlung ist daher eine genaue Diagnose.

Wer möchte es versuchen, all' die verschiedenen rheumatischen Zustände aufzuzählen, über die man klagen hört. Den Einen quält der Schmerz im Kopfe, den Anderen in den Zehen, diesen im Arme, jenen in den Beinen, sie auf dem Rücken, ihn auf der Brust und so weiter. Der Rheumatismus ist wahrlich der ewige Judas unter den Krankheiten.

Der arbeitsame Bauer, der Holzhacker, alle diejenigen, die recht angestrengt arbeiten, wissen weniger, an manchen Orten nichts von dieser Krankheit, nach meinem Dafürhalten deshalb, weil diese Leute oft in der einen Stunde Rheumatismus bekommen, in der anderen ihn bereits wieder vertrieben haben. Es zeigen sich vielleicht die Anfänge morgens in der Frühe, nachmittags arbeiten sie dieselben wieder hinaus.

Letztere Beobachtung gibt uns klare Winke, wie Rheumatismus geheilt werden kann und soll.

**Sebastian Kneipp**

## Wie Rheuma entsteht

Die Ursachen von rheumatischen Erkrankungen sind so vielfältig wie ihre Erscheinungsformen. Viele Rheumakrankheiten beruhen auf Vererbung, zum Ausbruch kommt es jedoch nur, wenn ein oder mehrere Auslösefaktoren (Manifestationsfaktoren) hinzukommen.

### Stress

Stress als Reiz oder Belastung erhöht zunächst die Leistungsfähigkeit des Organismus. Wenn jedoch die Anforderungen an Körper und Seele unser Reaktionsvermögen übersteigen – wenn wir überfordert sind – dann macht Stress krank. Es gibt viele Situationen, in denen dies der Fall ist: einschneidende Lebensereignisse wie Tod des Ehepartners, Scheidung, eheliche Trennung, Haftstrafe des Ehepartners, Tod eines nahen Angehörigen, Verletzung oder Krankheit, Entlassung, Pensionierung, Krankheit in der Familie, Schwangerschaft, sexuelle Schwierigkeiten, Familienzuwachs, Neuanfang im Berufsleben, finanzielle Veränderungen, Tod eines guten Freundes, Berufswechsel, zunehmender Ehestreit, Hypothek jenseits überschaubarer Größen, Kündigung eines Darlehens, Mehrverantwortung im Beruf, Ärger mit der Verwandtschaft, persönlicher Zwang zur Höchstleistung, Beginn oder Ende der Berufstätigkeit der Ehefrau, Schulbeginn oder Schulabschluss.

Diese Stresszustände begünstigen das Auftreten vegetativer Störungen und damit das Ausbrechen rheumatischer Erkrankungen, vor allem des chronischen Gelenkrheumatismus.

Erste Symptome einer Überforderung: Niedergeschlagenheit und Erschöpfung. Die Erschöpfung beginnt häufig mit einem erhöhten Ruhebedürfnis – beachten Sie Ihren biologischen Tagesrhythmus (s. Seite 85).

## Falsche Ernährung

Ein weiterer, wichtiger Auslösefaktor für Rheuma – die falsche Ernährung – verursacht Stoffwechselstörungen. Unsere Zivilisationskost „füttert“ diese Krankheit, während die lakto-vegetabile Kost (s. Seite 74) deren Ausbruch und Fortschreiten verhindern kann. Bei den meisten rheumatischen Erkrankungen, vor allem dem Weichteilrheumatismus, spielt die Ernährung eine zentrale Rolle.

## Mangelnde Bewegung

Wenn wir uns nicht regelmäßig bewegen, werden Blut und Zellen unzureichend mit Sauerstoff versorgt. Das bedeutet: Das Blut ist nicht mehr in der Lage, die im Körper angesammelten Schlackenstoffe zu den Ausscheidungsorganen zu transportieren, die Schlacken bleiben im Körper, zum Beispiel im Muskelgewebe – Weichteilrheumatismus ist in der Regel die Folge.

Wenn wir uns zu wenig bewegen, schwitzen wir auch nicht genug, und die Schlackenstoffe werden nicht in ausreichendem Maße über die Haut abtransportiert.

## Entzündliche Erkrankungen

Ein klassisches Beispiel dafür, dass Krankheitsherde Rheuma auslösen können, ist das rheumatische Fieber nach einer Streptokokken-Infektion, etwa der Mandelentzündung (Streptokokken sind eine bestimmte Art von Bakterien, vor allem Eitererreger).

**Achtung!**
Wenn sich Krankheiten langfristig jeder Behandlung widersetzen, sollte nach einem verborgenen Herd gesucht werden!

Krankheitsherde können an jeder Stelle des Körpers auftreten und jede Art von chronischem Schmerz hervorrufen. Häufig befinden sich Herd und rheumatische Symptome auf der gleichen Körperseite, zum Beispiel eine Gelenkerkrankung rechts bei chronischer Blinddarm- oder Gallenblasenentzündung. Die häufigsten Herde entwickeln sich im Kopfbereich (Zähne, Kiefer, Mandeln, Nebenhöhlen) und im Bauchraum (Blinddarm, Gallenblase, Prostata, Eierstöcke, Darm). Auch Fremdkörper, zum Beispiel Prothesen oder Narben, haben oft Herdfunktion. Es können auch mehrere Herde gleichzeitig bestehen.

## Teufelskreis Rheumaschmerz

Gleichgültig, ob sie entzündlicher Natur sind, abnutzungsbedingt oder als Muskelrheuma auftreten – eines haben alle rheumatischen Krankheiten gemeinsam: den Schmerz! Er kann plötzlich auftreten oder dumpf andauern, er kann stechen oder ziehen, er kann fast unmerkbar sein oder nur leicht spürbar, oder er ist so stark, dass er betäubt werden muss.

Gerade bei Rheuma löst der Schmerz einen Teufelskreis aus: Zunächst versucht man, ihn durch Ruhigstellen des schmerzenden Körperteils zu lindern. Dabei werden die schmerzenden Stellen zu wenig bewegt, also zu gering durchblutet, und es bilden sich Verspannungen und Verhärtungen, die wiederum stärkere Schmerzen nach sich ziehen. Es folgt der Griff zur Schmerztablette, wodurch es langfristig zu einer größeren Schmerzempfindlichkeit kommt. Immer stärkere Mittel gegen immer größere Schmerzen bei zunehmender Ruhigstellung des Patienten – das ist der Teufelskreis, den es zu durchbrechen gilt.

Schmerz ist ein Symptom, das viele Ursachen haben kann. Der rein mechanische Schmerz entsteht durch Nervenreizung oder Muskelverhärtung oder wenn sich empfindliche Organteile aneinander reiben – so bei der Arthrose: Ein zerfressener, zackenartiger Gelenkkopf reibt, ohne ausreichend durch Gelenkschmiere geschützt zu sein, bei jeder Bewegung in der Gelenkpfanne. Schmerz kann aber auch verursacht sein durch Sauerstoffmangel in einem Organ und ungenügenden Abtransport von Stoffwechselprodukten, so bei Muskelkater.

Bei Rheuma können alle nur denkbaren Schmerzformen auftreten. Es ist deshalb sinnvoll, den Schweregrad der Erkrankung an der Schmerzstärke und der Schmerzhäufigkeit zu orientieren:

**Schweregrad I:** Leichte bis mäßige Schmerzen bei Überlastung, die bei Ruhigstellung wieder abklingen.

**Schweregrad II:** Starke Schmerzen bei Belastung und Bewegung, nur leichte oder keine Schmerzen bei Ruhigstellung.

**Schweregrad III:** Starke bis stärkste Schmerzen bei Bewegung, dumpfe und anhaltende Schmerzen auch in Ruhe.

**Schweregrad IV:** Übermäßiger Schmerz bei Bewegung, andauernde, mäßige bis starke Schmerzen auch in Ruhe.

Die Schmerzgrade I und II sind viel häufiger als II und IV. Während die Schmerzgrade III und IV ärztliche Hilfe durch Medikamente und operative Eingriffe häufig unumgänglich machen, können die Schmerzen der Schweregrade I und II durch die Selbsthilfe des Patienten, vor allem durch eine gesundheitsbewusste Lebensführung, beherrscht oder gar geheilt werden. Aber auch die Behandlung von schweren rheumatischen Formen durch den Arzt oder in der Fachklinik, erfordert die aktive Mitwirkung des Patienten, dessen Lebenswille und sein Vertrauen in die Selbstheilungskräfte der Natur für den Behandlungserfolg entscheidend sind.

# Diagnose Rheuma

Unabdingbar für jede Art der Rheumabehandlung ist eine exakte Diagnostik. Der Arzt wird sich zunächst in einem Gespräch genau über die Krankheitsvorgeschichte, die Lebensumstände und das Gesundheitsverhalten seines Patienten informieren. Die gründliche körperliche Untersuchung gilt der Suche nach den typischen Zeichen der Entzündung (Rötung, Schwellung, Schmerz) und der Einschränkung der Beweglichkeit bei Gelenken. Eine Blutanalyse zeigt, ob Stoffwechselstörungen vorliegen und der Rheumafaktor, ein Hinweis auf diese Krankheit, nachweisbar ist. Die vom Rheumaschmerz befallenen Körperbereiche werden geröntgt und gegebenenfalls jene Bereiche, die für Krankheitsherde infrage kommen wie Darm, Nasenneben- und Kieferhöhlen, Siebbein, Stirnhöhle und Zähne.

In der naturmedizinischen Diagnostik wird auch berücksichtigt, dass ein enger Zusammenhang besteht zum einen zwischen kalten Füßen, akuten und chronischen Erkältungen und einer rheumatischen Erkrankung; zum anderen zwischen Darm, Stoffwechsel und Rheuma.

Kalte Füße lösen einen Reiz aus, der über das vegetative Nervensystem die Durchblutung der Schleimhäute in den oberen und unteren Atemwegen vermindert. Es kommt zur Schleimhautentzündung und danach zur Erkältungskrankheit. Die Schleimhäute können nämlich ihre Abwehrfunktion nur dann ausüben, wenn sie gut durchblutet sind, ihnen also genügend Sauerstoff mit dem Blut zugeführt wird.

Ist der Darm krank, verschlechtert sich die allgemeine Abwehrlage und damit der Stoffwechsel. Ein nicht gut funktionierender Stoffwechsel kann die Leber schädigen – unser wichtigstes Entgiftungsorgan. Auch ein gereizter Blinddarm und eine entzündete Gallenblase können als Ursachen für Rheuma infrage kommen. Demzufolge wird untersucht, ob eine Störung des Wärmehaushalts vorliegt (Thermoregulationsdiagnostik) und ob eine Funktionsstörung im Darmbereich besteht (Diagnostik des Verdauungstrakts nach Dr. F. X. Mayr).

## Die Rheumabehandlung

Schulmedizinische Maßnahmen kommen vorwiegend im Akutstadium einer Erkrankung zum Einsatz, während Naturheilverfahren im Intervall eingesetzt werden, also zwischen akuten Schüben – zur Vorsorge und langfristigen Nachbehandlung. Im akuten Stadium sind sie als unterstützende Maßnahmen von großer Bedeutung.

In der Medizin gibt es keine einander ausschließenden Systeme, darf es auch niemals geben: Recht hat stets der, der heilt – der den Weg zur Heilung wissenschaftlich belegen und somit nachvollziehbar machen kann. So gesehen gibt es zwar ein Spannungsfeld zwischen Schul- und Naturmedizin, aber keine Abgrenzung oder gar Ausgrenzung.

Es gibt jedoch deutliche Unterschiede: Während bei der Schulmedizin häufig die zielgenaue Behandlung einzelner Symptome im Vordergrund steht, ist es Ziel der naturmedizinischen Behandlung, die Anpassungsfähigkeit des Organismus zu erhöhen oder wieder herzustellen. Mit naturmedizinischen Maßnahmen wird stets der Mensch behandelt, der eine Krankheit entwickelt hat, nicht allein die Krankheit. Mit schulmedizinischen Methoden soll auf direktem Weg eine sofortige Wirkung – die Beseitigung von Symptomen – erzielt werden, Naturheilverfahren dagegen wirken eher indirekt, mit dem Ziel des dauerhaften Erfolges. In der Schulmedizin beschränkt man sich bei manchen Krankheiten auf operative Korrektur; in der Naturmedizin wird der Organismus über Schonung und Schulung zur Leistungssteigerung „trainiert". Beide Ansätze sorgfältig und richtig eingesetzt, einander ergänzend, nicht alternativ, sind der beste Weg zu einer optimalen Therapie.

## Schulmedizinische Rheumabehandlung

In der Schulmedizin wird neben physikalischer Therapie oder, wenn nötig und möglich, Operation vor allem mit Medikamenten therapiert. Zum Einsatz kommen dabei nichtsteroidale Antirheumatika (NSAR, COX-2-Hemmer), Glukokortikoide, die so genannten Basistherapeutika (Hydrochloroquin, D-Penicillamin, Goldpräparate und Sulfasalazin), Immunsupressiva, immunologische (biologische) Wirkstoffe und auch Schmerzmittel (s. Seite 94).

Ganz ohne Medikamente geht es bei der Rheumatherapie leider nicht.

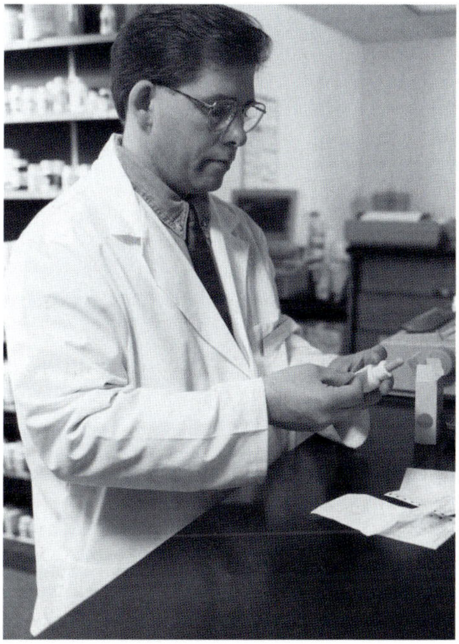

Der Begriff Basistherapie ist irreführend, denn es handelt sich nicht um eine Behandlung an der Basis, also eine Behandlung der Ursachen, sondern um eine Therapie mit antirheumatischen Medikamenten: mit entzündungs- und schmerzhemmenden Mitteln, die langfristig auf das Stütz- und Zwischenzellgewebe des Körpers einwirken. Diese Substanzen gewährleisten in vielen schweren Fällen die Schmerzfreiheit und erhalten damit die so wichtige Beweglichkeit. Studien haben gezeigt, dass diese Medikamente z.B. die entzündungsbedingte fortschreitende Zerstörung von Gelenken sehr stark verlangsamen können. Leider haben sie jedoch häufig starke Nebenwirkungen.

Besondere Probleme macht die Behandlung mit Kortison. Während man gegen kurzfristig verabreichtes Kortison kaum etwas einwenden kann, ist der dauerhafte Einsatz dieses Mittels problematisch: Kortison greift ein in die Regelkreise zwischen Hirnanhangdrüse und Nebenniere. Einerseits werden die entzündungsbedingten Schäden stark verringert, andererseits wird die körpereigene Abwehr gegen Infektionen gemindert, werden Bindegewebe und Muskulatur geschädigt.

## Naturmedizinische Rheumabehandlung

In der Naturmedizin werden Maßnahmen eingesetzt, die auf Grund ihrer Einfachheit, des Mangels an Nebenwirkungen und ihrer unwiderlegbaren Erfolge die Aufmerksamkeit des Patienten finden sollten. Naturheilverfahren stärken die Lebenskraft des Körpers. Sie helfen ihm, mit Umwelteinflüssen wie Wetter und Klima, aber auch mit Viren, Bakterien und anderen schädigenden Einflüssen, denen wir tagtäglich ausgesetzt sind, aus eigener Kraft fertig zu werden.

Von großem Wert sind Naturheilverfahren vor allem für die gesunde Lebensführung und zur Krankheitsvorbeugung (Erstprävention), sie helfen aber auch, wenn bei einer Krankheitsneigung (Disposition) der Ausbruch einer Erkrankung oder ihre Wiederholung (Rezidiv) verhindert werden soll (Zweitprävention). Sogar im akuten Stadium einer Erkrankung können Naturheilverfahren eingesetzt werden, beispielsweise, um Schmerzen und Symptome zu lindern, eine Entzündung zu hemmen, die Krankheitsabwehr zu steigern, die Lebensfunktionen und damit die Lebensqualität zu verbessern.

**Achtung!**
Notwendige Medikamente dürfen selbstverständlich nicht abgesetzt werden.
Mithilfe pflanzlicher Heilmittel können jedoch oft die nebenwirkungsreichen chemischen Präparate in ihrer Dosis verringert werden.

Naturheilkundliche Methoden können über ihre Reizeinwirkung auf das vegetative Nervensystem außerdem langfristig die

### Naturheilverfahren

Die auf Hippokrates (460 bis 370 v. Chr.) und Paracelsus (1493 bis 1541) zurückgehenden und von Sebastian Kneipp (1821 bis 1897) weiterentwickelten klassischen Naturheilverfahren wirken über milde, wiederholbare Reize, durch Licht, Luft, Nahrung, Wasser, Bewegung, Anspannung und Entspannung, Atmung und passives Körpertraining in Form von Massagen. Die Reize veranlassen den gesunden und durch Krankheit geschwächten Organismus zu einer Reizbeantwortung, zu einer Reaktion in Richtung Gesundheit. Ihr Körper muss auf natürliche Anwendungen positiv reagieren, Sie müssen sich besser fühlen als vorher.

Es wird als hilfreich gewertet, wenn die Gesamtheit der ausgeübten positiven Reize zu einer überschießenden Reaktion führt und damit zu einer Erstverschlimmerung, auch Rückvergiftung oder Kurkrise genannt. Solche Überreaktionen kann der Arzt durch eine Verminderung der Reizstärke korrigieren.

Für alle naturheilkundlichen Maßnahmen gilt: Der Reiz muss so dosiert sein, dass der Körper ihn noch positiv beantworten kann! Kleine Reize fachen die Selbstheilungskräfte an, gut dosierte mittelstarke Reize kräftigen den Organismus, zu starke Reize jedoch können die Selbstheilungskräfte lähmen. Es ist also sehr wichtig, dass Sie sich stets ausführlich mit dem Arzt besprechen, bevor Sie Ihr Gesundheitsprogramm zusammenstellen. Die richtige Dosierung des Reizes ist wichtig. Schon Paracelsus hat festgestellt: Die Dosis macht es, dass ein Ding kein Gift sei.

Stimmung verbessern, Angst und Verspannungen seelischer und körperlicher Art lösen, den Schmerz lindern und so dazu beitragen, dass Schmerzmittel eingespart werden können. In der Naturmedizin wird also unterschieden zwischen sofort wirkenden Methoden und langsamer wirkenden Verfahren die zur Vorbeugung eingesetzt werden oder um zu verhindern, dass die Krankheit ein weiteres Mal ausbricht. Zu diesen Naturheilverfahren gehören lebensordnende Maßnahmen (s. Seite 83), übende Verfahren wie autogenes Training (s. Seite 89) oder mild wirkende Pflanzenmittel (Mite-Präparate), die im Sinn eines medikamentösen Trainings die Abwehrleistung verbessern oder das Gewebe reinigen.

Ist das Zusammenspiel aller Organe und Organbereiche trainiert, funktioniert es reibungslos, der Organismus vermag im Krankheitsfall besser und schneller zu reagieren und kann auch die Folgen einer Operation leichter überstehen.

Alle naturheilkundlichen Behandlungen erfolgen nach drei Prinzipien:

- dem Prinzip der Schonung,
- dem Prinzip der Normalisierung von gestörten Körperfunktionen und
- dem Prinzip der Kräftigung mittels Training.

Ziel der naturgemäßen Behandlung rheumatischer Erkrankungen ist stets, zunächst die relative Gesundheit zu stützen oder zu erhalten, den Rheumaschmerz zu lindern – und dann die Heilung des Rheumageschehens in Gang zu setzen.

Bei der naturgemäßen Rheumabehandlung sollten folgende Ziele verwirklicht werden:

- Den Schmerz beseitigen oder zumindest lindern.
- Die Entzündung hemmen, sie möglichst völlig abbauen.
- Die Beweglichkeit verbessern und erhalten.
- Durch Schmerz bedingte Verspannungen lösen.
- Die Durchblutung in den erkrankten Körperbereichen verbessern und den Wärmehaushalt stabilisieren.
- Seelische und nervliche Ausgeglichenheit – Voraussetzung für den Gesundungsprozess – steigern.
- Grundstörungen, die oft Auslöser oder Begleiterscheinungen bei Rheuma sind, erkennen und beseitigen, soweit hierzu nicht operative oder andere schulmedizinische Methoden unumgänglich notwendig sind.

## Grundstörungen beseitigen

Die naturheilkundliche Therapie ergänzt die schulmedizinischen Verfahren, die auf einzelne Details des Krankheitsgeschehens gerichtet sind, ideal durch ein „ganzheitliches" Arbeiten mit dem Körper.

Jeder Arzt ist darin ausgebildet, die Ursachen von gesundheitlichen Problemen zu suchen, zu erkennen und zu behandeln. Die moderne Medizin ist vor allem dann erfolgreich, wenn es eine eindeutige Ursache gibt und wenn diese Ursache auch noch gut behandelbar ist. Dies gilt z.B. für eine fieberhafte bakterielle Infektion, bei der mit einem geeigneten Antibiotikum die Bakterien zuverlässig abgetötet werden können und damit die Ursache des Fiebers beseitigt ist.

Häufig aber ist das zugrundeliegende Problem sehr komplex oder vielschichtig. Da ist eine Veranlagung angeboren, viele äußere Faktoren (Ernährung, Beruf, Hobbies, Umwelt) fördern oder verhindern die Entwicklung, viele innere Faktoren (Einsamkeit, Beziehungen, Erfolg) tun ein übriges. Schließlich lösen gesundheitliche Probleme, wenn sie über längere Zeit bestehen, nicht selten eine Art Kettenreaktion aus. Andauernde Schmerzen, z.B. wegen Veränderungen in den Wirbelknochen oder Bandscheiben des unteren Rückens versucht der Körper mit einer „Schonhaltung“ zu verringern. Dabei werden die Rückenmuskeln in einen erhöhten Spannungszustand versetzt, was nach einiger Zeit zu Rückenschmerzen führt, die unabhängig vom ursprünglichen Schmerz sind. Wenn aber die eigentliche Ursache, nämlich die Veränderungen der Wirbelknochen nicht behandelt wird, sondern nur die überharte Rückenmuskulatur, werden die Rückenschmerzen immer wiederkommen.

Der naturheilkundlich denkende und handelnde Arzt hat hier entscheidende Trümpfe in der Hand. Wer als Betroffener versteht, wie er naturheilkundliche Methoden selbst anwenden kann, kann darüber hinaus noch mehr erreichen, denn es gilt: jeder chronisch Kranke ist der beste Experte für sein eigenes Problem, niemand kann mehr für ihn tun als er selbst.

Jeder chronisch Kranke ist der beste Experte für sein eigenes Problem, niemand kann mehr für ihn tun als er selbst.

Die naturheilkundliche Therapie kann die schulmedizinischen Verfahren, die versuchen, „von außen“ ein bestimmtes Problem ganz gezielt therapeutisch anzugehen, ideal ergänzen durch ein „ganzheitliches“ Arbeiten mit dem Körper. Am Beispiel des rheumatisch veränderten Kniegelenkes würde das unter anderem bedeuten:

- Die richtige Ernährung versorgt den Körper mit ausreichenden Mengen an für den Stoffwechsel wichtigen Stoffen, erhöht die Zufuhr an entzündungshemmenden und verringert die Zufuhr an entzündungsfördernden Stoffen
- Bewegung im rechten Maß fördert die Durchblutung des Gelenkes und sorgt für einen besseren Antransport wichtiger Stoffe und stimuliert körpereigene Reparaturmechanismen
- Warme und kalte Reize im Wechsel trainieren die Muskeln der Blutgefäße, damit sie sich nach Bedarf besser erweitern oder verengen können.
- Gezielter Wechsel von Anspannung und Entspannung übt Körper, Geist und Seele, wieder besser und positiver auf äußere Impulse reagieren zu können.

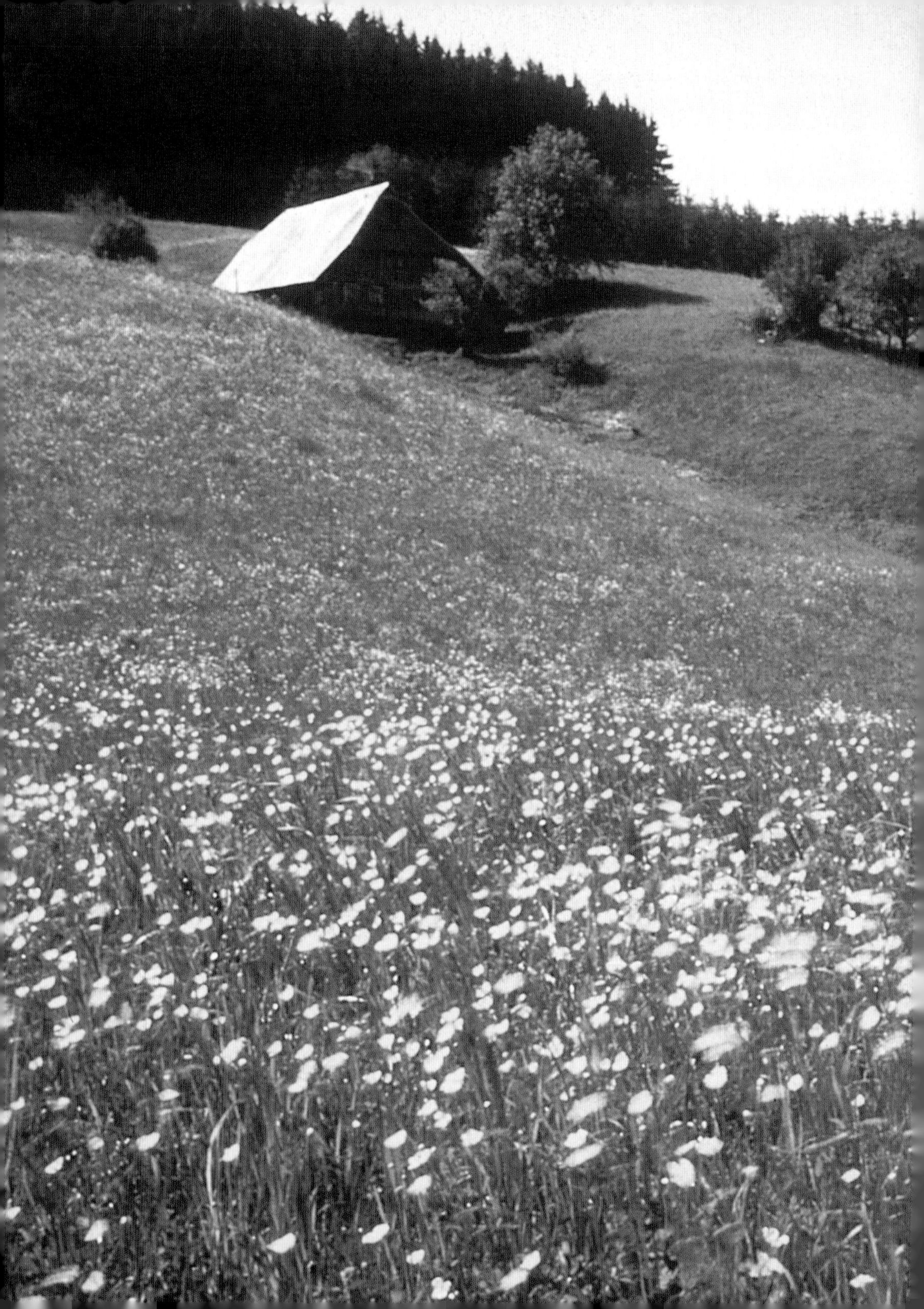

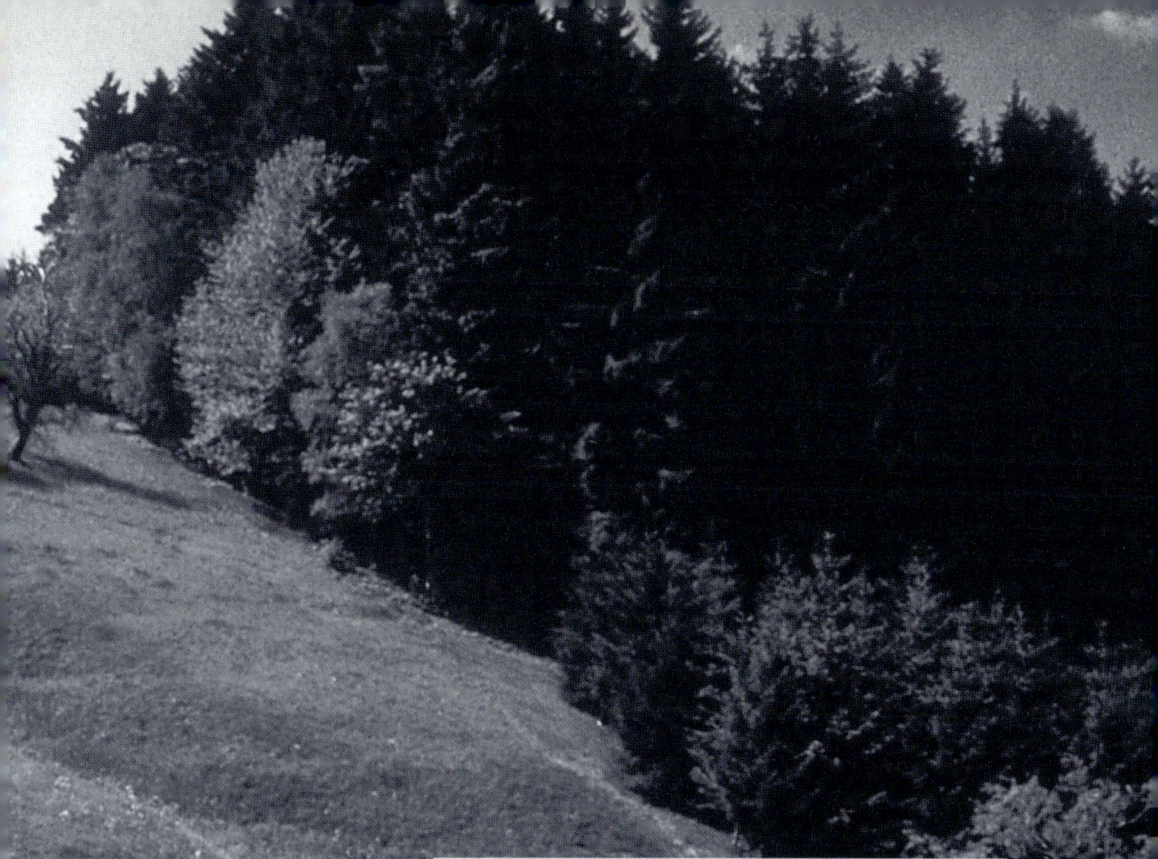

# Rheumakrankheiten und ihre naturgemäße Schmerzbehandlung

Bewegungseinschränkungen und Schmerzen sind Folgen der Rheumakrankheiten, doch keine unabwendbaren. Dem Patienten bieten sich viele Möglichkeiten der Selbsthilfe.

Hinter dem Begriff Rheuma verbergen sich viele Erkrankungen an den Gelenken, Muskeln, Sehnen und Nerven, die vor allem eines gemeinsam haben – den Schmerz. Die vier häufigsten Formen von Rheuma sind: Arthritis, Arthrosen, Weichteilrheumatismus und Wirbelsäulenverschleiß. Innerhalb dieser groben Gliederung der rheumatischen Krankheiten gibt es Sonderformen wie Morbus Bechterew und die Osteoporose.

All diese Krankheiten ordnet die Medizin dem rheumatischen Formenkreis zu. Wichtig zu wissen ist, dass die verschiedenen Rheumakrankheiten durchaus auch gemischt vorkommen und sich in Symptomen äußern können, die zunächst gar nicht an Rheuma denken lassen, wie Kreuzschmerzen, Kopfschmerzen, Verspannungsschmerzen, Migräne, Schlafstörungen, Verdauungsbeschwerden usw.

## Arthritis

Arthritis zeigt sich meist dadurch, dass ein Gelenk, zum Beispiel das Kniegelenk, heftig schmerzt, geschwollen ist und sich heiß anfühlt – es ist entzündet. Eine Entzündung ist immer ein deutliches Zeichen dafür, dass der Organismus einen Abwehrkampf gegen schädigende Reize führt.

Arthritis ist eine Krankheit, von der häufig der ganze Körper betroffen ist, auch wenn nur ein Gelenk Symptome zeigt.

Diese Entzündungen können plötzlich und heftig auftreten und ebenso plötzlich wieder vergehen – man spricht von einer akuten Entzündung. Sie können aber auch eher schleichend kommen, nicht heftig werden und lange andauern – dann wird von einer chronischen Entzündung gesprochen. Chronischer und akuter Zustand können einander abwechseln. Das Zwischenstadium, in dem die Schmerzattacken weniger heftig sind, wird als subakut bezeichnet. Dauert die Arthritis längere Zeit an, kann sich das schmerzende, in seiner Beweglichkeit eingeschränkte Gelenk völlig versteifen.

Im akuten entzündlichen Stadium muss die Arthritis mit starken Medikamenten behandelt werden und erfordert ständige ärztliche Betreuung (s. Seite 15).

Die Entzündungen können Spätfolge einer früheren Infektionskrankheit sein, zum Beispiel einer Mandelentzündung oder einer eitrigen Angina (s. Seite 11). Sogar als Begleiterkrankung von Schuppenflechte, Dickdarmentzündung oder Allergien können Gelenkentzündungen auftreten. Es ist auch möglich, dass sich eine Arthrose entzündet, weil die abgenutzten Gelenke aneinander reiben oder gar kleine Teilchen abgesplittert sind und das Gewebe verletzen. Dies geschieht häufig durch Überbeanspruchung oder Fehlbelastung der kranken Gelenke – man spricht dann von einer „aktivierten Arthrose". Die Entzündung greift meist auch auf die umliegenden Muskeln, Sehnen und Schleimbeutel über. Die Naturmedizin kann helfen, die Nebenwirkungen der Medikamente zu lindern, den Körper in seinem Abwehrkampf gegen die Entzündung zu unterstützen und ihn so zu stärken, dass ein neuer entzündlicher Schub verzögert auftritt, nicht so stark wird oder völlig unterbleibt.

### Selbsthilfe

- Für die örtliche Behandlung des akut entzündeten Gelenks empfehlen wir Ihnen Kälte. Es gilt die Regel: Je akuter die Entzündung, je heißer also das Gewebe, desto kälter muss die Behandlung sein. Fragen Sie Ihren Arzt, welche Kaltanwendungen (s. Seite 42) Ihnen am besten helfen.
- Im Abwehrkampf gegen die Entzündung hilft es Ihrem Körper, wenn die Ernährung zunächst auf lakto-vegetabile Heilkost (s. Seite 74) umgestellt wird. Gemeinsam mit dem Arzt wird dann entschieden, wann Sie auf vollwertige Ernährung als Dauernahrung übergehen. Legen Sie im akut entzündlichen Stadium immer wieder Entlastungstage ein und fragen Sie Ihren Arzt, welche der Kurzdiäten gut für Sie ist.
- Ausdauersport und Gymnastik dürfen Sie nur nach Rücksprache mit Ihrem Arzt betreiben. Im akuten Stadium sind Sport oder Gymnastik tabu – jetzt dürfen die Gelenke nicht belastet werden.

Naturheilverfahren, die der Arzt anwendet (s. Seite 102): Neuraltherapie, Aderlass, Eigenblutbehandlung, Massage, Packungen Homöopathie, Heilfasten, F.X. Mayr-Kur

## Arthrose der großen Gelenke

Degenerative rheumatische Erkrankungen – die „-osen" (Arthrosen) – sind die häufigsten Rheumaleiden. Degenerativ besagt, dass sie auf krankhaften Veränderungen im Knorpel- und Knochenbereich beruhen, die meist eine Folge von Abnutzung sind. Alle Gelenke können davon befallen werden, besonders häufig die Gelenke an Schultern, Händen, Hüften, Knien. Und auch die Wirbelzwischenräume sowie die Rippenansätze an der Wirbelsäule und am Brustbein können betroffen sein.

Die stark kälteempfindlichen Gelenke schmerzen bei Kälte unter Umständen so heftig, dass sie einen entzündlichen Rheumatismus vortäuschen können.

Häufig sind von Arthrose die großen Gelenke an Schultern, Händen, Hüften und Knien betroffen.

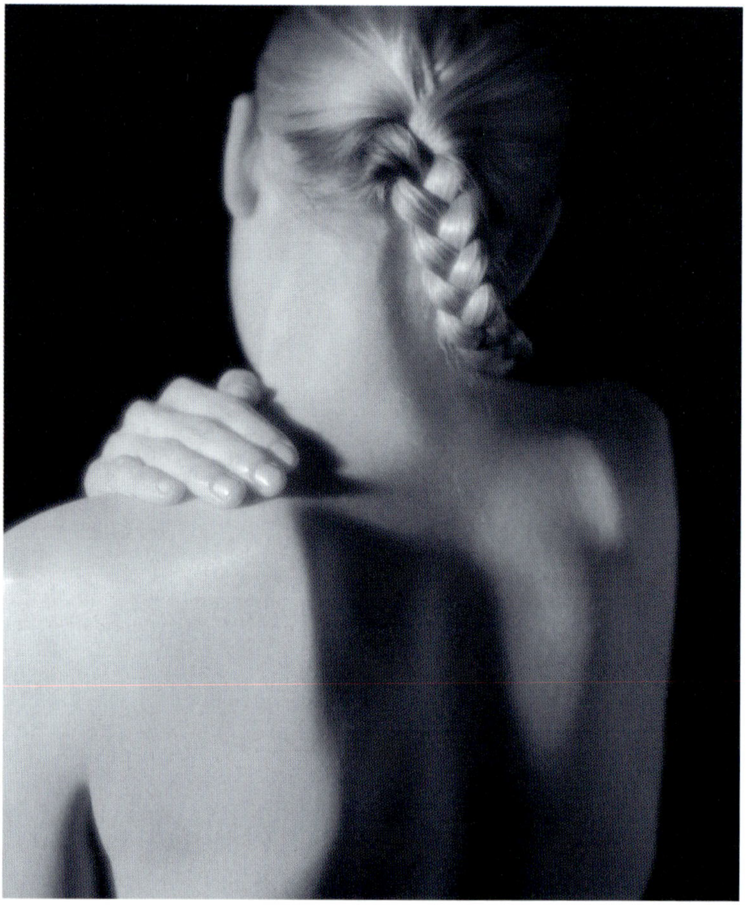

Die erfolgreiche Behandlung besteht im rechtzeitigen Erkennen und Behandeln der Ursachen und Auslösefaktoren. Gehen Sie frühzeitig zum Arzt!

Krankheitszeichen der Arthrose sind Schmerzen, später auch weiche oder derbe Schwellungen an den betroffenen Gelenken. Typisch sind der Anlaufschmerz nach längerem Sitzen oder auch Liegen und der Ermüdungsschmerz nach längerem Gehen – besonders heftige Schmerzen verursacht dann das Treppensteigen.

Die Auslösefaktoren für Arthrose sind vielfältig: Überbelastung – vor allem durch Übergewicht (Faustregel: 7 kg zusätzliches Körpergewicht verdoppeln das Arthroserisiko), Fehlbelastungen oder falsche Ernährungsgewohnheiten. Ursache kann eine Erbanlage sein. Die Folge ist ein gestörter Stoffwechsel im Knorpel. Der Gelenkknorpel wird nicht mehr genügend durchblutet, er wird porös – das Gelenk nutzt sich vorzeitig ab! Reiben sich Knorpel- und Knochenteilchen des betroffenen Gelenks ab, weil nicht mehr genügend Gelenkschmiere vorhanden ist, kann sich das Gelenk entzünden (s. Seite 22). Kann das ständige Fortschreiten der Arthrose nicht aufgehalten werden, kommt es schließlich zur nicht rückbildungsfähigen Verformung des Gelenks. Nun können operative Korrekturen (Umstellungsoperationen, künstliche Gelenke) notwendig werden.

## Selbsthilfe

- Zur örtlichen Selbstbehandlung empfehlen wir Wärme (s. Seite 34). Behandeln Sie immer das übergeordnete Bewegungselement mit – also bei Kniearthrose auch die Hüfte und die Lendenwirbelsäule, bei Hüftarthrose auch die Lendenwirbelsäule. So lösen Sie begleitende Verspannungen. Im aktivierten, also entzündlichen Stadium, müssen Sie dagegen mit Kälte behandeln (s. Seite 42).
- Ihre Ernährung sollten Sie zunächst auf lakto-vegetabile Heilkost (s. Seite 74) umstellen, damit der Körper gründlich entschlackt. Gemeinsam mit dem Arzt entscheiden Sie, wann auf eine vollwertige Ernährung als Dauerkost übergegangen werden kann. Achten Sie auf getreidereiche Kost – sie wirkt entzündungshemmend. Übergewicht abzubauen ist ein Wundermittel: Es entlastet die kranken Gelenke erheblich. Im entzündlichen Stadium legen Sie bitte einige Entlastungstage für den Stoffwechsel ein (s. Seite 79) und lassen Sie sich von Ihrem Arzt beraten, welche der Kurzdiäten für Sie geeignet ist.
- Heilpflanzen können die Schmerzen lindern und den Stoffwechsel entlasten. Fragen Sie Ihren Arzt, welche Tees, Säfte, Tinkturen und Salben bei Ihrer Erkrankung die beste Wirkung haben (s. Seite 45).
- Regelmäßige Gymnastik hält Sie beweglich (s. Seite 58) – vernachlässigen Sie aber auch den Ausdauersport nicht (s. Seite 66). Meiden Sie beim Spaziergang gepflasterte Wege, Ihre Schuhe sollten weich und gefedert sein, weiche Lammfellsocken halten die Füße warm.
- Halten Sie im Alltag einen harmonischen Wechsel ein zwischen kurzen Anstrengungen (ohne Überlastung) und Ruhepausen. Beachten Sie Ihren biologischen Tagesrhythmus (s. Seite 85), lernen Sie mit Stress umzugehen und üben Sie Entspannungstechniken (s. Seite 88).
- Viel Flüssigkeitszufuhr (mind. 2 Liter am Tag, vorzugsweise mineralstoffreiche Mineralwässer) hilft dem Körper, Stoffwechselprodukte auszuschwemmen und auszuscheiden.
- Praktische Hilfen erleichtern Ihnen den Alltag (s. Seite 90).

Naturheilverfahren, die der Arzt anwendet (s. Seite 102): Neuraltherapie, Schröpfen, Aderlass, Akupunktur, Ohrakupunktur, Krankengymnastik, Bewegungsbad, Massage, Unterwassermassage, Kneipp-Kur, Heilfasten, F.X. Mayr-Kur

# Polyarthrose der Hand, Fingerarthrosen

Es ist möglich, dass Sie keine Schmerzen haben, es kann aber auch sein, dass Sie unter starken Schmerzen leiden müssen.

Stoffwechselstörungen in den Gelenken und Verspannungen im Halswirbelsäulenbereich sind Auslöser der Krankheit, die sich durch schmerzlose oder schmerzhafte Verdickungen der Fingerendgelenke (Heberden-Arthrose), meist doppelhöckrige Knoten, auszeichnet (nicht mit Gichtknoten verwechseln). Häufig sind auch die Fingermittelgelenke (Bouchard-Arthrose), selten die Fingergrundgelenke betroffen. Das Daumensattelgelenk kann auch allein betroffen sein (Rhizarthrose).

Die Krankheit beginnt meist langsam und entwickelt sich allmählich. Häufig schmerzt auch die Halswirbelsäule, was Verspannungen und Muskelverhärtungen im ganzen Schulter-Nacken-Bereich nach sich zieht.

## Selbsthilfe

- Zur örtlichen Behandlung empfehlen wir Ihnen Wärme (s. Seite 34) – besonders das warme Armbad mit Fichtennadel- oder Heublumenzusatz. Machen Sie dabei Gymnastikübungen für Ihre Hand- und Fingergelenke (s. Seite 62)
- Der schmerzenden Halswirbelsäule helfen Heublumensack und heißer Nackenguss (s. Seiten 36, 39).
- Mit lakto-vegetabiler Heilkost (s. Seite 74) erreichen Sie eine gründliche Entschlackung des Körpers. Entscheiden Sie mit dem Arzt, wann Sie auf vollwertige Ernährung als Dauerkost übergehen. Achten Sie auf getreidereiche Kost – sie wirkt entzündungshemmend. Beim akuten Schmerzanfall helfen einige Stoffwechsel-Entlastungstage (s. Seite 79). Ihr Arzt berät Sie, welche der Kurzdiäten für Sie geeignet sind. Er kann Ihnen auch raten, welche Tees und Säfte (s. Seite 45) bei Ihrer Erkrankung die beste Wirkung gegen Schmerzen haben.
- Regelmäßige Gymnastikübungen halten Ihre Hand- und die Fingergelenke beweglich (s. Seite 62). Auch einige Ausdauersportarten bieten sich an (s. Seite 66). Wenn möglich meiden Sie beim Spazierengehen gepflasterte Wege – suchen Sie lieber Wiesen, Waldboden und moorigen Untergrund auf. Achten Sie immer auf weiche und gefederte Schuhe. Lammfellsocken halten die Füße warm und vermindern die Stoßbelastung auf die Knochen.
- Im Alltag ist ein sinnvoller Wechsel zwischen kurzer Anstrengung ohne Überbelastung und Ruhepausen wichtig. Beachten Sie Ihren biologischen Tagesrhythmus (s. Seite 85), lernen Sie mit Stress umzugehen und üben Sie auch eine Entspannungstechnik ein.
- Nutzen Sie praktische Alltagshilfen (s. S. 90).

Naturheilverfahren, die der Arzt anwendet (s. Seite 102): Massage, Neuraltherapie, Unterwassermassage, Packungen, heißer Sand, Paraffin, Schröpfen, Krankengymnastik, Bäder mit Zusätzen, Kneipp-Kur, F.X. Mayr-Kur, Heilfasten

# Chronisch-entzündlicher Gelenkrheumatismus

Diese Krankheit, auch primär-chronische Arthritis, Polyarthritis oder rheumatoide Arthritis genannt, ist eine Autoimmunkrankheit – der Körper greift sein eigenes Gelenkgewebe an, vor allem die Innenhaut der Gelenke. Zerstörende Entzündungen und Wucherungen sind die Folge. Die Schmerzen beginnen meist an den Finger-, Ellenbogen-, Knie-, Fuß- und Zehengelenken. Selten sind die Fingerendglieder betroffen.

Die Gelenke schmerzen in Ruhe und bei Bewegung. Typisch ist eine Morgensteifigkeit der Hände.

Frauen sind häufiger betroffen als Männer. Der Krankheitsverlauf kann ganz langsam – schleichend – oder auch sehr plötzlich und heftig beginnen. Die Gelenke können sich entzünden, es kann lange beschwerdefreie Pausen geben und manchmal verschwinden die Schmerzen sogar von selbst – für immer. Ohne geeignete Behandlung nimmt die Bewegungseinschränkung der betroffenen Gelenke jedoch meist rapide zu

Bereits lange vor Krankheitsausbruch zeigen sich gesundheitliche Störungen, die Sie beachten müssen: Chronische Darmerkrankungen (Verstopfung), gefolgt von Müdigkeit und Augenbrennen sowie Störungen im Wärmehaushalt mit kalten Händen und Füßen (Raynaud-Syndrom) und chronischer Schwäche der körpereigenen Abwehrkräfte, die sich in der chronischen Nasennebenhöhlenentzündung zeigen kann.

Selbstbehandlung heißt hier zuallererst: Stärkung der Abwehrkräfte

## Selbsthilfe

- Steigern Sie Ihre Abwehrkräfte durch Abhärtung mit regelmäßigen warm-kalten Anwendungen (s. Seite 54).
- Bei chronischen Schmerzen hilft Wärme (s. Seite 34). Fragen Sie Ihren Arzt, welche der Anwendungen Ihnen helfen kann.
- Im entzündlichen Stadium helfen Kaltanwendungen (s. Seite 42): Je heftiger die Schmerzen, desto kälter die Anwendung. Lassen Sie sich von Ihrem Arzt beraten.
- Mit lakto-vegetabiler Heilkost (s. Seite 74) erreichen Sie eine gründliche Entschlackung des Körpers. Entscheiden Sie mit Ihrem Arzt, wann Sie auf vollwertige Ernährung als Dauerkost übergehen. Übergewicht abbauen, um Ihre kranken Gelenke zu entlasten, wirkt Wurnder.
- Im entzündlichen Stadium helfen einige Stoffwechsel-Entlastungstage (s. Seite 79). Ihr Arzt berät Sie, welche der Kurzdiäten für Sie am ehesten geeignet ist.

- Heilpflanzen können Schmerzen lindern und den Stoffwechsel entlasten. Fragen Sie Ihren Arzt, welche Tees, Säfte, Tinkturen und Salben bei Ihnen die beste Wirkung haben (s. Seite 45). Bei heftigen Schmerzen im akuten Stadium empfehlen wir als teilweisen Ersatz für ein Antirheumatikum: Pomeranzen-Tinktur 5 g, Natriumsalicylat 10 g, destilliertes Wasser 185 g bis 200 g. Diese Mischung erhalten Sie in der Apotheke, der Arzt weiß die richtige Dosierung.
- Im chronischen Stadium und schmerzfreien Intervall sollten Sie regelmäßig Gymnastik machen (s. Seite 58) oder einen Ausdauersport betreiben (s. Seite 66). Im akut entzündlichen Stadium müssen Sie sich schonen oder nach ärztlicher Verordnung nur ganz leichte Gymnastik ohne Beanspruchung der Gelenke ausüben.
- Halten Sie einen sinnvollen Wechsel ein zwischen einer kurzer Anstrengung ohne Überlastung und zwischenliegenden Ruhepausen. Beachten Sie Ihren biologischen Tagesrhythmus (s. Seite 85), lernen Sie mit Stress umzugehen und üben Sie Entspannungstechniken.
- Viel Flüssigkeitszufuhr (mind. 2 Liter am Tag, vorzugsweise mineralstoffreiche Mineralwässer) hilft dem Körper, Stoffwechselprodukte auszuschwemmen und auszuscheiden.
- Nutzen Sie die für Sie praktischen Alltagshilfen (s. Seite 90).

Naturheilverfahren, die der Arzt anwendet (s. Seite 102): Heilfasten, F.X. Mayr-Kur, Krankengymnastik, Massage, Homöopathie, Psychotherapie, Symbioselenkung, Kältetherapie, Eigenblutbehandlung, Akupunktur und Ohrakupunktur, Aderlass, Kneipp-Kur.

## Weichteilrheumatismus

Ausgelöst werden die Schmerzen häufig durch Kälte und Zugluft, aber auch durch Stress und Ärger.

Beim Weichteilrheumatismus (Fibromyalgie) sind die weichen Teile des Bewegungsapparates betroffen – es schmerzen die Muskeln, Sehnen, Nerven und manchmal auch das Unterhautgewebe. Die Schmerzen sind vor allem durch eine Überbeanspruchung der Muskeln auf Grund falscher und dadurch verspannter Körperhaltung bedingt, die wir häufig unbewusst einnehmen: am Schreibtisch, beim Autofahren usw. oder beispielsweise durchaus auch auf Grund seelischer Anspannung. Auch unsere „Zivilisationskost" fördert den Weichteilrheumatismus, da sie den Abtransport von Schlacken aus dem Gewebe behindert und somit den Stoffwechsel belastet.

Der Weichteilrheumatismus äußert sich oft durch starke Muskelschmerzen und Muskelverhärtungen, die man ertasten kann. Häufig treten diese Verhärtungen im Nacken-Schulter-Bereich auf, aber auch der ganze Rücken bis hinunter in den

Bereich der Lendenwirbelsäule kann völlig verspannt sein. Die Schmerzen können sogar durchaus bis in die Arme und Beine ausstrahlen. Häufig greift die Muskelverspannung auf die Sehnen über, die dann bis zu ihrem Ansatz, also dort wo sie in die Knochenhaut einwachsen, verspannt sind. Es können dadurch so starke Gelenkbeschwerden auftreten, dass der Eindruck entsteht, es läge ein Gelenkrheumatismus vor. In diesen Fällen ist selbst für den Arzt die richtige Diagnose schwierig: So schmerzt zum Beispiel beim „Tennisarm" (Epikondylitis) das Ellenbogengelenk, die Ursache der Störung kommt jedoch häufig aus dem Nacken- und Schulter-Bereich. Verspannungen im Bereich der Lendenwirbelsäule oder Hüfte können etwa zu Schmerzen im Kniegelenk führen. Die Spannung zieht dann über die Hüfte bis hin zum Knie – der Schmerz jedoch ist für den Betroffenen aber nur im Knie spürbar.

Beim Weichteilrheumatismus besteht die große Gefahr, dass er chronisch wird. Daher ist es besonders wichtig, seine Ursachen und Auslösefaktoren zu beseitigen.

## Selbsthilfe

- Sorgen Sie für körpergerechte Maße an Ihrem Arbeitsplatz.
- Achten Sie auf gesunde Kleidung und das richtige Bett (s. Seite 90).
- Beachten Sie Ihren biologischen Tagesrhythmus (s. Seite 85), lernen Sie mit Stress umzugehen und üben Sie Entspannungstechniken wie autogenes Training oder Yoga (s. Seite 88).
- Schwimmen und Wassergymnastik sind als Ausdauersport (s. Seite 66) zu empfehlen. Machen Sie regelmäßig Gymnastikübungen (s. Seite 58), die sich auch während der Arbeit durchführen lassen.
- Ernähren Sie sich mehr mit Vollwertkost (s. Seite 73). Verzichten Sie auf viel Kaffee oder schwarzen Tee. Im Frühjahr und Herbst ist eine Entschlackungskur mit Kräutertee (s. Seite 45) sinnvoll. Zur weiteren Körperentschlackung bieten sich Entlastungstage an (s. Seite 79). Fragen Sie Ihren Arzt, welche Tees und Kurzdiäten für Sie geeignet sind.
- Viel Flüssigkeitszufuhr (mind. 2 Liter am Tag, vorzugsweise mineralstoffreiche Mineralwässer) hilft dem Körper, Stoffwechselprodukte auszuschwemmen und auszuscheiden.
- Härten Sie sich ab mit regelmäßigen warmkalten Wasseranwendungen (s. Seite 54) und lassen Sie den Tag mit einem entspannenden Bad (s. Seite 34) mit Heublumen-, Latschenkiefer- oder Fichtennadelzusatz ausklingen.
- Bei akuten Schmerzen helfen Warmanwendungen wie Nackenguss, Lendenguss, Heublumensack oder die heiße Rolle (s. Seite 36).

Naturheilverfahren, die der Arzt anwendet (s. Seite 102): Kneipp-Kur, F.X. Mayr-Kur, Heilfasten, Massage, Unterwassermassage, Bewegungsbad, Osteopathie, Symbioselenkung, Homöopathie

# Wirbelsäulenverschleiß

Auch unterschiedlich lange Beine können Wirbelsäulenverschleiß zur Folge haben.

Diese rheumatische Erkrankung ist bedingt durch einen Bandscheibenverschleiß, der meist Folge einer Fehlhaltung ist – schlechte Arbeitshaltung im Büro, lange Autofahrten, einseitige körperliche Beanspruchung im Beruf.

Ständige Fehlhaltungen, besonders bei der Arbeit, führen meistens zu Bandscheibenverschleiß.

Durch die ständige Fehlhaltung wird die Distanz zwischen zwei Wirbelkörpern vermindert, es kommt zu Einengungen und Reizungen der aus dem Rückenmark austretenden Nerven. Die eingeengten Nerven schmerzen und lösen reflektorisch Muskelverspannungen aus, die zur weiteren Einengung der Nervenaustrittslöcher in den Zwischenwirbelkörpern führen – es entsteht ein noch größerer Schmerz, der noch stärkere Muskelverspannungen auslöst. Auf Grund der eingeengten Nerven und Gefäße kann der verspannte Muskel nicht mehr ernährt werden und es entsteht eine Stoffwechselstörung im Muskelgewebe. Wird dieser Teufelskreis nicht durchbrochen, kann es zur Vorwölbung der Bandscheibe kommen bis hin zum Bandscheibenvorfall, bei dem ein Teil der Bandscheibe nach außen tritt. Die Muskelverspannungen sind auf Dauer gesehen schmerzhafter als der Verschleiß der Wirbelsäule.

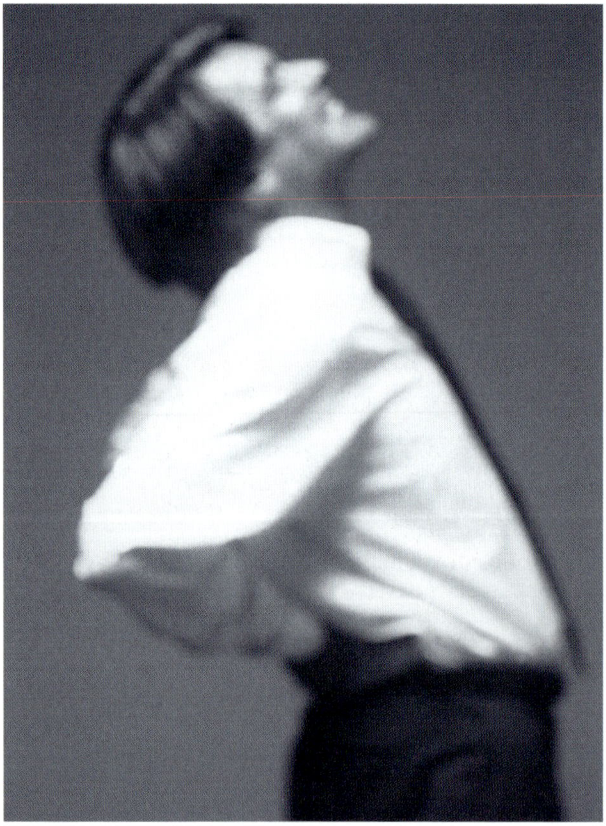

Die Schmerzen im Hals- und Lendenwirbelsäulen-Bereich, manchmal auch im Brustwirbelbereich, können in Arme, Beine und bis zum Herzen ausstrahlen. Sie täuschen Angina pectoris vor und Durchblutungsstörungen – in der Nacht macht sich in Armen und Beinen ein Kribbeln und Taubheitsgefühl bemerkbar.

## Selbsthilfe

- Steigern Sie Ihre Abwehrkräfte effektiv durch Abhärtung mit regelmäßigen warm-kalten Anwendungen (s. Seite 54).
- Gegen die Schmerzen hilft der Einsatz von Wärme (s. Seite 34).
- Die lakto-vegetabile Heilkost enschlackt den Körper gründlich (s. Seite 74). Entscheiden Sie mit Ihrem Arzt, wann sie auf vollwertige Ernährung übergehen können. Bei starken Schmerzen helfen Stoffwechsel-Entlastungstage (s. Seite 79). Fragen Sie Ihren Arzt, welche der Kurzdiäten sich für Sie eignet, und welche Heilpflanzen als Tees, Säfte, Tinkturen und Salben gegen Ihre Schmerzen die beste Wirkung haben (s. Seite 45).
- Viel Flüssigkeitszufuhr (mind. 2 Liter am Tag, vorzugsweise mineralstoffreiche Mineralwässer) hilft dem Körper, Stoffwechselprodukte auszuschwemmen.
- Regelmäßige Lockerungsgymnastik hält Ihre Wirbelsäule beweglich (s. Seite 59). Wichtig ist auch, eine Ausdauersportart (s. Seite 66).
- Im Alltag sollte ein sinnvoller Wechsel zwischen kurzer Anstrengung ohne Überlastung und Ruhepausen sein. Beachten Sie den biologischen Tagesrhythmus (s. Seite 85), lernen Sie mit Stress umzugehen und üben Sie eine der Entspannungstechnik ein (s. Seite 88).
- Nutzen Sie die für Sie praktischen Alltagshilfen (s. Seite 90).

Naturheilverfahren, die der Arzt anwendet (s. Seite 102): Kneipp-Kur, Neuraltherapie, Schröpfen, Krankengymnastik, Akupunktur, Ohrakupunktur, Bewegungsbad, Massage, Unterwassermassage, Osteopathie, Heilfasten, F.X. Mayr-Kur.

# Morbus Bechterew

Die durch Vererbung erworbene Krankheit tritt bei Männern häufiger als bei Frauen auf. Ein einzelner Auslösefaktor, der zu ihrem Ausbruch führt, wurde bislang noch nicht gefunden. Morbus Bechterew (Spondylosis ankylosans) geht mit Schmerzen und Bewegungseinschränkungen im unteren Wirbelsäulenbereich, dem Kreuz, einher. Die Kreuzschmerzen treten häufig nachts auf und verstärken sich in den frühen Morgenstunden. Nach dem Aufstehen und den ersten Bewegungen lassen die Schmerzen nach.

Der Krankheitsverlauf ist chronisch anhaltend und kann zur Verkrümmung und Versteifung der Wirbelsäule und des Brustkorbs führen.

Auch die Schulter- und Hüftgelenke können betroffen sein, sogar die Brustbeingelenke – beim Atmen kommt es zu Schmerzen im Brustkorb. Hervorgerufen werden die Schmerzen durch Entzündungen im Kreuzdarmbeingelenk, den Zwischenwirbelgelenken und den Wirbelkörpern samt Bandscheiben und Bändern.

## Selbsthilfe

- Schon bei den ersten Anzeichen sind regelmäßige, tägliche, bewegungserhaltende Gymnastik und Atemgymnastik wichtig (s. Seite 58), zudem sollten Sie einen Ausdauersport trainieren (s. Seite 66).
- Regelmäßige warm-kalt-Anwendungen steigern die Abwehrkräfte (s. Seite 54).
- Im Entzündungsstadium empfehlen wir Ihnen, den Schmerzen mit kalten Auflagen wie dem Lehmpflaster oder der Tiefkühlkompresse zu begegnen.
- Eine lakto-vegetabile Heilkost (s. Seite 74) entschlackt Ihren Körper gründlich. Entscheiden Sie gemeinsam mit Ihrem Arzt, wann sie dann auf vollwertige Ernährung als Dauerkost übergehen. Achten Sie auf getreidereiche Kost – sie wirkt entzündungshemmend. Übergewicht sollten Sie reduzieren um Ihre kranke Wirbelsäule zu entlasten. Legen Sie im entzündlichen Stadium einige Stoffwechsel-Entlastungstage (s. Seite 79) ein. Lassen Sie sich von Ihrem Arzt beraten, welche der Kurzdiäten für Sie geeignet sindt. Auch Heilpflanzen können Ihre Schmerzen lindern und den Stoffwechsel entlasten. Fragen Sie Ihren Arzt, welche Tees, Säfte, Tinkturen und Salben bei Ihnen die beste Wirkung haben (s. Seite 45).
- Im Alltag sollte es einen sinnvollen Wechsel zwischen kurzer Anstrengung ohne Überlastung und Ruhepausen geben. Beachten Sie immer Ihren biologischen Tagesrhythmus (s. Seite 85), lernen Sie mit Stress umzugehen und üben Sie auch eine Entspannungstechnik (s. Seite 88).
- Nutzen Sie die für Sie praktischen Alltagshilfen (s. Seite 90).

Naturheilverfahren, die der Arzt anwendet (s. Seite 102): Kneipp- Kur, Heilfasten, F.X. Mayr-Diät, Krankengymnastik, Neuraltherapie, Aderlass, Eigenblutbehandlung, Bewegungsbad

# Osteoporose

Durch den Verlust an Kalksubstanzen sinken die Wirbelkörper zusammen, der Kranke verliert an Körpergröße. In schweren Fällen kann es zu Knochenbrüchen der Wirbelsäule und des Oberschenkels kommen.

Von dieser Krankheit sind vorwiegend ältere Frauen betroffen, da es während der Wechseljahre zu hormonellen Veränderungen kommt, in deren Zusammenhang die Knochen an Kalksubstanz verlieren. Aber auch Leberkrankheiten, Bewegungsmangel, Ernährungsstörungen oder Langzeitbehandlung anderer Erkrankungen, z.B. Rheuma- oder Lungenerkrankungen mit Kortison-Präparaten können diese Krankheit verursachen.

Osteoporose äußert sich durch Knochenschmerzen, die hauptsächlich nach längerem Gehen und Stehen auftreten. Sie beginnen meist im Bereich der unteren Wirbelsäule (Lendenwirbelsäule) und nehmen im Laufe der Krankheit ständig zu.

## Selbsthilfe

- Um das Haar-Gefäß-System (kapillares Gefäß-System) zu trainieren, über das die Knochen ernährt werden, führen Sie regelmäßig Warm-Kalt-Anwendungen durch (s. Seite 54).
- Zur Schmerzbehandlung empfehlen wir Wärme: Besonders geeignet sind Heublumensack, heiße Rolle und warme Güsse wie Lenden- und Nackenguss (s. Seite 34).
- Eine lakto-vegetabile Heilkost (s. Seite 74) entschlackt den Körper. Entscheiden Sie gemeinsam mit Ihrem Arzt, wann Sie auf vollwertige Ernährung als Dauerkost übergehen. Übergewicht sollten Sie unbedingt reduzieren, um die porösen Knochen zu entlasten.
- Bewegungstherapie sollte nur nach Absprache mit dem Arzt durchgeführt werden. Infrage kommen regelmäßige gymnastische Übungen, vor allem im Wasser (s. Seite 69) aber auch regelmäßige ausgedehnte Spaziergänge.

Naturheilverfahren, die der Arzt anwendet (s. Seite 102): Kneipp-Kur, Massage, Neuraltherapie, Homöopathie, Bewegungsbad, Unterwassermassage, Osteopathie.

**Achtung:**
- Kalte Reize niemals auf kalte Haut!
- Kaltanwendungen nie bei Frieren oder Frösteln!
- Keine Anwendung unmittelbar vor und nach Mahlzeiten, bei Stress oder in Situationen, die keine ausreichende Nachruhe und Erwärmung zulassen.

# Großer Selbsthilfeteil: So lindern Sie Ihre Rheumaschmerzen

Rheumatische Krankheiten sind fast immer von Störungen des Stoffwechsels, der Durchblutung und des Wärmehaushaltes begleitet. Meist sind sogar alle drei Faktoren an der Entstehung der Rheumakrankheit beteiligt. Es ist deshalb erforderlich, täglich kleine, kräftige Anwendungen gegen diese Leistungsmängel oder- schwächen unseres Organismus einzuplanen.

Grundregeln der Selbsthilfe

- Akute, entzündliche Krankheitsprozesse, zum Beispiel die Arthritis, erfordern eher Kaltreize.
- Chronische, degenerative Prozesse wie die Arthrose sind eher durch Wärmezufuhr zu behandeln.
- Wohlbefinden nach der Anwendung ist ein wichtiges Zeichen dafür, dass die passende Anwendung richtig und zur rechten Zeit ausgeführt wurde

## Hilfe bei chronischen Schmerzen: Wärme

**Bitte beachten:**
Nicht warm baden bei Hautentzündungen, Herzkrankheiten und Arthritis (akut entzündlichem Rheuma). Bei Krampfadern wechselwarme Bäder, bei labilem Kreislauf oder niedrigem Blutdruck das Dreiviertelbad wählen. Nach dem Bad ganz langsam aufstehen (Kollapsgefahr). Am Schluß kalt abduschen oder Beinguß.

### Vollbad und Dreiviertelbad

Bei körperlichen und seelischen Verspannungen, Arthrosen der Wirbelsäule und der Gelenke werden diese Bäder eingesetzt. Muskeln und Nerven entspannen, die Beweglichkeit der Gelenke wird gefördert und durch den leichten Druck des Wassers auf den Körper werden Herz und Kreislauf angeregt. Bei seelischen Verspannungen wirken die Bäder entspannend und beruhigend, sie helfen aber auch gegen Schlafstörungen.

Achten Sie auf Haltegriffe an der Badewanne. Als Badezusatz geben Sie Heublumen in die noch leere Wanne und lassen dann warmes Wasser (36 bis 38 °C) zulaufen. Beim Vollbad sollte Ihnen das Wasser, wenn Sie entspannt in der Wanne liegen, bis über die Schultern reichen, beim Dreiviertelbad nur über die Brustwarzen.

Legen Sie sich für 10 bis 15 Minuten entspannt in das warme Wasser. Bitte nicht länger, denn das würde die entspannende Wirkung nicht nur wieder aufheben, sondern gar ins Gegenteil kehren: Sie werden angeregt und aufgeregt.

Nach dem Bad bitte langsam und vorsichtig aufstehen. Wenn Sie sich wohlig warm fühlen, sollten Sie sich kühl abbrausen und nach dem Abtrocknen für mindestens 20 Minuten warm eingepackt im Bett ruhen.

## Warmes Armbad

Bei Arthrosen der Finger, der Handgelenke und Ellenbogen führt ein warmes Armbad zur Verbesserung der Durchblutung und damit zu mehr Beweglichkeit der Gelenke.

**Bitte beachten:**
Bei Bluthochdruck, Herzerkrankungen, Neigung zu Gefäßkrämpfen und Lymphstau nur nach Rücksprache mit dem Arzt anwenden.

Füllen Sie die Armbadewanne – oder auch ein tiefes Waschbecken – mit 36 bis 38 °C warmem Wasser und geben Sie Badezusätze eigener Wahl bei, wie Heublumen, Fichtennadeln oder Latschenkiefern. Das Wasser sollte so tief sein, dass Sie Ihre Arme bis zur Mitte des Oberarmes mühelos eintauchen können. Während der 15 bis 20 Minuten, die Sie Ihre Arme untertauchen, machen Sie Handgymnastik (s. Seite 62). Anschließend trocknen Sie sich die Hände gut ab.

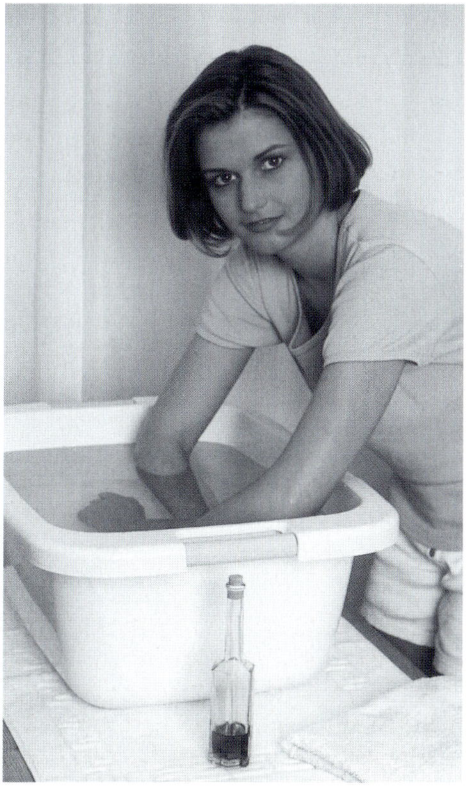

Ein warmes Armbad fördert die Durchblutung in Fingern, Händen, Ellbogen.

**Bitte beachten:**
Nicht anwenden bei Krampfadern, Venenentzündungen oder Bluthochdruck. Eventuell können Sie, nach Rücksprache mit Ihrem Arzt, das Wechselfußbad nehmen.

## Warmes Fußbad

Bei gereiztem Ischiasnerv und Hexenschuss sowie bei chronisch kalten Füßen wirkt das warme Fußbad entspannend und durchblutungsfördernd.

Eine Fußbadewanne aus Nirosta oder Plastik, in der beide Füße bequem nebeneinander Platz haben – es kann auch ein Eimer oder Kübel sein – stellen Sie am besten in die Badewanne oder Duschwanne und füllen bis Wadenhöhe Wasser von 36 bis 38 °C ein. Als Badezusätze empfehle ich Ihnen nach eigener Wahl Heublumen, Fichtennadeln oder Latschenkiefer. Setzen Sie sich auf den Badewannenrand oder auf einen Stuhl vor der Duschkabine und tauchen Sie Ihre Füße für 10 bis 15 Minuten in das warme Wasser. Ausschlaggebend für die Dauer ist Ihr Wohlbefinden. Nach dem Fußbad streifen Sie das Wasser mit den Händen ab und ziehen sofort warme Strümpfe an.

## Ansteigendes Fußbad

Bei nicht entzündlichen rheumatischen Beschwerden in den Füßen und chronisch kalten Füßen führt ein ansteigendes Fußbad zu einer sofortigen intensiven Überwärmung.

**Bitte beachten:**
Nicht anwenden bei Krampfadern, Venenentzündungen, Herzbeschwerden und schweren arteriellen Durchblutungsstörungen. Nach Rücksprache mit dem Arzt können Sie eventuell das warme, das kalte oder das Wechselfußbad nehmen.

Eine Fußbadewanne aus Nirosta oder Plastik, in der beide Füße bequem nebeneinander Platz haben – es kann auch ein Eimer oder Kübel sein – stellen Sie am besten in die Badewanne oder Duschwanne, da ständig Wasser überlaufen muss. Bis über Wadenhöhe wird das Gefäß mit 33 °C warmem Wasser gefüllt. Sie setzen sich auf den Badewannenrand oder einen Stuhl vor der Duschkabine, tauchen die Beine in das Wasser und lassen ständig immer wärmeres Wasser nachlaufen, sodass die Wassertemperatur auf 40 bis 42 °C ansteigt. Der ganze Vorgang soll 15 bis 20 Minuten dauern, ausschlaggebend ist aber Ihr Wohlbefinden. Nach dem ansteigenden Fußbad streifen Sie das Wasser mit den Händen ab und ziehen sofort warme Strümpfe an.

## Heißer Nackenguss

Bei chronischer und akuter Verspannung der Nackenmuskeln, Verkrampfungskopfschmerzen und Migräne führt der heiße Nackenguss zur Entspannung und Entkrampfung von Nackenmuskeln, Kopf und Schultern und es kommt auch zu einer besseren Beweglichkeit der Arme. Auf Grund der starken Wärmezufuhr erweitern sich die Gefäße, was die Durchblutung verbessert.

Besorgen Sie sich im Fachhandel einen Kneipp-Schlauch von $^3/_4$ Zoll Durchmesser, etwa 1,5 Meter lang, oder ein Gießhandstück für Kneipp-Güsse und schrauben Sie dieses oder den Schlauch statt Ihres Duschkopfes an. Im Fachhandel bekommen sie auch Spezialverbindungen zum schnellen Wechsel. Nun setzten Sie sich in die Badewanne oder Duschkabine, beugen sich leicht vor und richten den Wasserstrahl auf Ihren Nacken. Machen Sie dabei leichte Drehbewegungen mit dem Kopf, das unterstützt die entkrampfende Wirkung.

**Bitte beachten:**
Nicht anwenden bei Bluthochdruck, Schilddrüsenerkrankungen, Herzkrankheiten, grünem und grauem Star.

Sie können sich auch vor die Badewanne stellen und den Oberkörper über den Wannenrand beugen. Diese Haltung bietet sich jedoch nur an, wenn Sie einen Partner haben, der Ihnen den Nackenguss verabreicht. Die Wassertemperatur soll sich während des Gusses von hautwarm (etwa 34 °C) bis zur Erträglichkeitsgrenze (40 °C) steigern. Der Guss sollte so lange andauern, bis Sie eine Mehrdurchblutung spüren. Anschließend trocknen Sie sich bitte ab und legen sich zum Nachruhen sofort ins Bett.

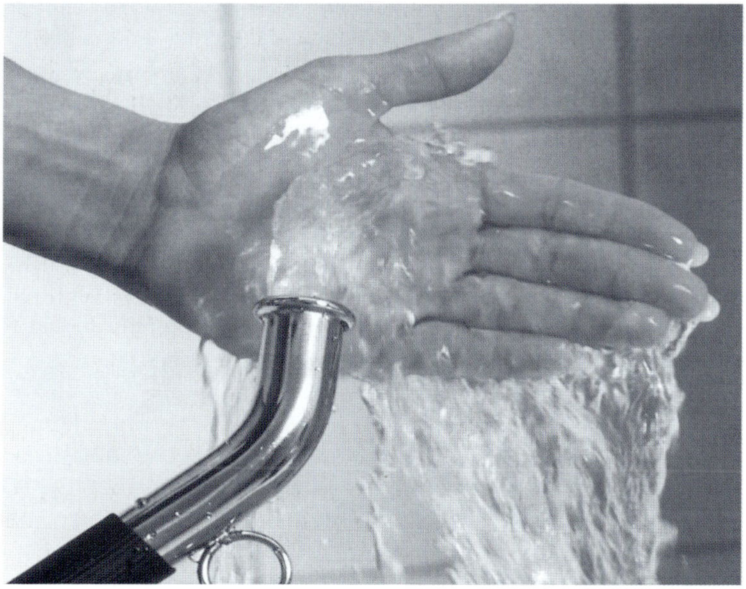

Der Wasserdruck sollte so stark sein, dass die Wassersäule bei senkrecht gehaltenem Schlauch eine Handbreit aufsteigt.

## Heißer Lendenguss

Der heiße Lendenguss, auch Lumbalguss genannt (lumbal = die Lendengegend betreffend), ist eine Anwendung, die Sie in der Badewanne oder Duschkabine mithilfe eines Partners ausführen können. Der Guss gilt als nebenwirkungsfreies Antirheumatikum und wird angewendet bei Hexenschuss (Lumbago), akuten und chronischen Lendenwirbelsäulenbeschwerden (LWS-Syndrom), Lumbago-Ischialgie, Verspannungen im Rücken- und Lendenbereich und bei Osteoporose. Durch die starke Wärmezufuhr wird die Durchblutung deutlich spürbar gefördert, es kommt zur Entspannung und Entkrampfung der Muskeln. Die Reizwirkung strahlt auch auf die Bauch- und Beckenorgane aus.

**Bitte beachten:**
Darf nicht angewendet werden bei akuten Entzündungen im erkrankten Bereich.

Besorgen Sie sich im Fachhandel einen Kneipp-Schlauch mit $^3/_4$ Zoll Durchmesser, etwa 1,5 Meter lang, oder ein Gießhandstück für Kneipp-Güsse und schrauben Sie dieses oder den Kneipp-Schlauch statt des Duschkopfes an. Als Sitzmöbel stellen Sie einen Hocker oder eine umgedrehte Fußbadewanne in Ihre Badewanne oder Duschkabine.

Wenn Sie sitzen, dann richtet Ihr Partner einen Wasserstrahl auf Ihre Lendenwirbelsäule (Wasserdruck so stark, dass die Wassersäule bei senkrecht nach oben gehaltenem Schlauch eine Handbreit aufsteigt) und führt den Strahl in der Form eines gleichmäßigen Dreiecks etwa knapp über Hüfthöhe bis zum Gesäß. Begonnen wird mit einer Wassertemperatur von etwa 34 °C, die dann bis zur Erträglichkeitsgrenze von etwa 43 °C gesteigert wird.

Der Lendenguss soll so lange andauern, bis eine intensive Durchblutung (Hautrötung) erzielt ist. Anschließend trocknen Sie sich bitte ab und gehen sofort ins Bett. Mit leicht angewinkelten Beinen sollten Sie jetzt entspannt ruhen.

## Heublumensack

Der Heublumensack besitzt einen hohen therapeutischen Wert, weil seine feuchte Wärme intensiv die Haut durchdringt. Die in den Grassamen und den Grasblüten enthaltenen Duftstoffe (ätherische Öle) erzielen, zusammen mit der Wärme, eine hervorragende Wirkung bei allen Schmerzen in Gelenken, Wirbelsäule oder Muskeln.

Diese intensive Kneipp-Anwendung, mit der über ein bis eineinhalb Stunden kleineren oder größeren Körperpartien Wärme zugeführt wird, findet ihre Anwendung bei nicht entzündlichen Verspannungszuständen, degenerativen Erkrankungen und Verschleißerscheinungen an Wirbelsäule und Gelenken. Besonders gut geeignet ist der Heublumensack für Anwendungen auf der Wirbelsäule (Hals, Brust, Lenden), den Hüften und Kniegelenken.

In der Apotheke können Sie Heublumensäcke oder -kompressen fertig vorbereitet kaufen („Heupack Herbatherm"). In den Kurbetrieben wird zumeist getrocknetes Wiesenheu mitsamt den Samen und Blüten verwendet, so wie es sich beim Lagern des Heus am Boden sammelt. Falls Sie eine solche „Quelle" haben, können Sie sich den Heublumensack auch selbst herstellen. Sie benötigen einen groben Leinensack (am besten besorgen Sie sich zwei Säcke, einen kleinen für Gelenke, einen großen für größere Körperbereiche wie Rücken oder Bauch) und die getrockneten, eventuell gehäckselten Heublumen.

**Bitte beachten:**
Nicht auflegen bei Herz- und Kreislaufschwäche, bei Entzündungen im erkrankten Bereich und bei Venenentzündungen.

Der zugebundene (oder fertig gekaufte) Beutel wird in ein Gefäß gegeben, mit kochendem Wasser übergossen und für 5 bis 10 Minuten im zugedeckten Gefäß ziehen gelassen. Danach wird der vollgesogene Beutel zwischen zwei Brettchen oder Topfdeckeln ausgepresst und auf ein großes Laken gelegt.

Bevor Sie sich den Heublumensack auflegen lassen, machen Sie am Unterarm mehrmals einen Schmerztest. Mindestens 40 °C sollte er aber schon haben. Nun wird das La-

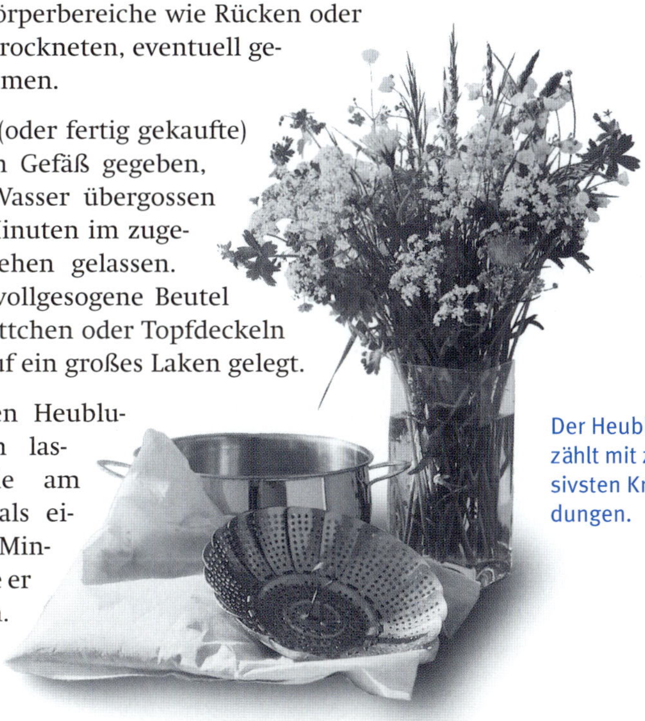

Der Heublumensack zählt mit zu den intensivsten Kneipp-Anwendungen.

ken so straff über dem Heublumensack zusammengezogen, dass dieser eng am Körper anliegt, und dann sollte Sie Ihr Partner fest in eine Wolldecke einwickeln.

Ruhen Sie nun, angenehm durchwärmt und gut zugedeckt, ein bis eineinhalb Stunden aus – am besten im Bett. Da man bei großen Heublumensackanwendungen meistens sehr stark zum Schwitzen kommt, wird dadurch zusätzlich auch noch eine Entschlackung erreicht! Übrigens: Auch Getreide- oder Dinkelspelzkissen sind in ihrer Wirkungsweise ähnlich.

## Heiße Rolle

Bei muskulärem Hartspann, auch Weichteilrheumatismus oder Muskelkater, Halswirbel-Syndrom, Lendenwirbel-Syndrom und durchblutungsbedingten Kopfschmerzen führt die heiße Rolle zur Entspannung und Entkrampfung der Muskelpartien. Sie trägt zur Schmerzlinderung in den Gelenken bei und fördert die Durchblutung. Dieses Hausmittel ist immer dann wirkungsvoll, wenn eine starke Wärmezufuhr auf Haut, Bindegewebe und Muskeln erwünscht ist.

**Bitte beachten:**
Darf nicht angewendet werden bei akuten Entzündungen im Behandlungsgebiet und bei Nervenerkrankungen.

Um sich eine heiße Rolle zu machen, nehmen Sie zwei Leinenhandtücher und rollen diese trichterförmig auf. Drum herum werden nochmals zwei oder drei Frotteehandtücher so gewickelt, dass unten eine geschlossene Spitze und oben eine trichterförmige Öffnung entstehen. In die Öffnung wird nun langsam 1 Liter kochendes Wasser so eingefüllt, dass dieses von den Tüchern aufgesaugt werden kann.

Die heiße Rolle lassen Sie sich am besten von einem Partner auf die zu behandelnden Stellen legen. Die Hitze wird langsam von innen nach außen abgegeben. Kühlt die Rolle ab, dann genügt es, das äußerste Frotteetuch zu entfernen – schon ist die Rolle wieder heiß. Nach der Behandlung sollten Sie warm eingepackt entspannt ruhen.

## Fertigpackungen

Zur Selbstbehandlung von Rheumaschmerzen gibt es auch in der Apotheke fertige Packungen zu kaufen. Am häufigsten verwendet werden Fango (Fango-Rubriment) – ein Mineralschlamm vulkanischen Ursprungs – Paraffin, ein Petroleumdestillat, und

Moorschlamm. Helfen können diese Packungen bei nicht entzündlichem Gelenkrheuma (Arthrosen), bei Muskelverspannungen durch Weichteilrheumatismus oder Muskelkater sowie bei Hexenschuss, Halswirbel-Syndrom und Lendenwirbel-Syndrom. Je nach Gebrauchsanweisung werden die Packungen entweder im heißen Wasserbad oder im Backofen bzw. Mikrowelle erhitzt. Legen Sie die Packung auf die schmerzende Stelle (Vorsicht – sie darf nicht zu heiß sein!) und decken Sie diese mit einem Frotteehandtuch ab, damit sie nicht so schnell auskühlt. Damit die Packung auch auf schmerzenden Gelenken hält, binden Sie diese mit einem Tuch fest.

**Bitte beachten:**
Leiden Sie unter einer Herzkrankheit oder labilem Blutdruck, müssen Sie vor der Anwendung Ihren Arzt fragen. Bei akuten Entzündungen in dem zu behandelnden Bereich und bei Nervenerkrankungen dürfen warme Packungen nicht angewendet werden.

Legen Sie sich hin, und versuchen Sie sich so gut wie möglich zu entspannen. Die Behandlung ist beendet, wenn die Packung ausgekühlt ist. Bis zu 15-mal kann eine Packung durchschnittlich verwendet werden.

## Infrarot-Lampe

Bei verspannten Muskeln, chronischen abnutzungsbedingten Gelenkbeschwerden oder nicht entzündlichen weichteilrheumatischen Erkrankungen helfen Infrarot-Strahlen, da sie dem schmerzenden Körperteil gezielt und gut dosierbar Wärme zuführen. Die Wärme steigert die Durchblutung, die Schmerzen werden dadurch gelindert und die Muskeln entspannt. Zusätzlich regt die Wärme den Stoffwechsel in den Gewebezellen und somit die Heilung an.

Eine Infrarot-Lampe bekommen Sie in jedem Fachgeschäft. Zur Not können Sie jedoch auch einen Heizstrahler verwenden. Der Abstand der Infrarot-Lampe zum Körperteil, den Sie behandeln wollen, sollte etwa 50 cm betragen. Durch geringfügige Entfernungsänderungen, zwischen Lampe und Körperteil, können Sie die Wärme gut dosieren – richten Sie sich dabei ganz nach Ihrem Befinden. Die Behandlung sollte täglich ein- bis zweimal über 10 bis 20 Minuten erfolgen, je nach Hitzeempfindlichkeit. Bitte achten Sie aber darauf, 20 Minuten nicht zu überschreiten.

**Bitte beachten:**
Nicht geeignet bei akut entzündlichen Erkrankungen, auch der Haut, und bei arteriellen und venösen Durchblutungsstörungen. Nicht anwenden beim akut entzündlichen Rheumaschub!

Die Behandlungsdauer wird bestimmt vom Grad Ihrer Beschwerden. Erst wenn die Schmerzen wirklich völlig abgeklungen sind, sollten die Anwendung beendet werden.

### Föhn und Wärmflasche

Hier noch zwei Tipps aus „Mutters Küche“: Wenn Sie ganz schnell und unkompliziert bei Gelenk- oder Muskelschmerzen Wärme zuführen wollen, greifen Sie zum Föhn und föhnen Sie intensiv die schmerzende Stelle.

Die gute alte Wärmflasche hat noch lange nicht ausgedient.

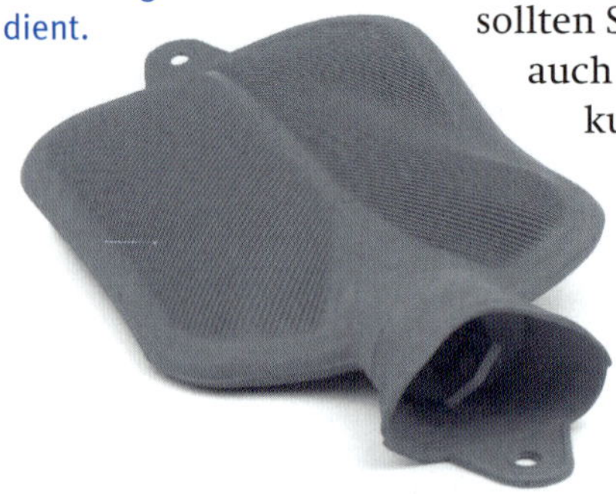

Besitzen Sie noch die gute alte Wärmflasche? Wenn nicht, dann sollten Sie sich schnell eine besorgen, denn sie kann Ihnen auch dann helfen, wenn mal niemand da ist, der Ihnen kunstgerecht eine Wärmeanwendung verabreicht! Die beste Wirkung erzielen Sie, wenn Sie die mit heißem Wasser gefüllte Wärmflasche mit einem feuchten Tuch umwickeln, bevor Sie diese auf die schmerzende Stelle legen.

## Hilfe bei akuten Schmerzen: Kälte

### Kaltes Armbad

**Bitte beachten:**
Nicht anwenden bei Angina pectoris, Neigung zu Gefäßkrämpfen und kalten Händen. Nach Rücksprache mit dem Arzt können Sie eventuell das Wechselarmbad machen.

Bei Entzündungen der Hand- oder Ellenbogengelenke, zum Beispiel einem Tennis- oder Golfellenbogen wirkt das kalte Armbad erfrischend und Beruhigend bei gleichzeitiger Anregung. Entzündeten Gelenken entzieht es die Wärme, was die Schmerzen lindert.

Füllen Sie eine Armbadewanne oder Ihr Waschbecken – wenn es groß und tief genug ist – so voll mit kaltem Wasser, dass Sie ihre Arme bis zur Mitte des Oberarms mühelos eintauchen können. Tauchen Sie Ihre Arme so lange ein, bis Sie einen Kälteschmerz empfinden, jedoch nicht länger als 30 Sekunden. Nach der Anwendung streifen Sie das Wasser mit den Händen ab und ziehen sich warm an.

### Kaltes Fußbad

Bei akutem Gichtanfall im Großzehengelenk oder im Fußknöchel sowie bei Prellungen oder Verstauchungen der Füße wirkt das kalte Fußbad entzündungshemmend und auch abschwellend. Zudem regt es die Mehrdurchblutung des ganzen Körpers an, was ihn abhärtet.

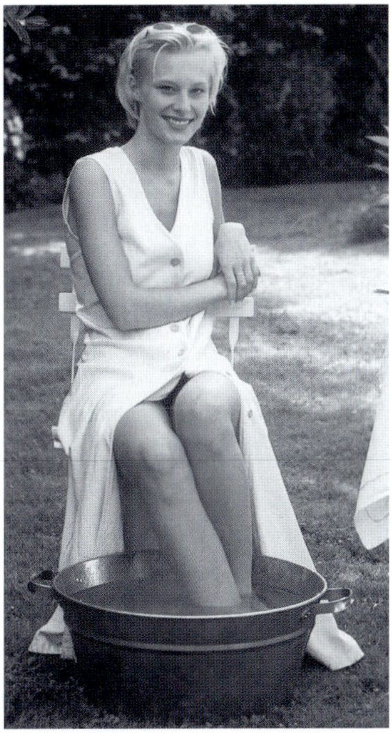

**Bitte beachten:**
Das kalte Fußbad sollten Sie nur machen, wenn Ihre Füße warm sind. Nicht durchführen bei Harnwegsinfekten, Bluthochdruck, Herzkrankheiten, schweren arteriellen Durchblutungsstörungen, bei akuter Ischiasnervenreizung (Hexenschuss) und der Neigung zu Krämpfen in den Beinen.

Wenn das Wetter mitspielt, kann man auch im Freien ein kaltes Fußbad machen.

Eine Fußbadewanne oder einen Eimer, auf dessen Bodenfläche beide Füße nebeneinander bequem Platz haben, stellen Sie am besten in die Badewanne oder Duschkabine. Sie setzen sich auf den Badewannenrand oder einen Stuhl vor der Duschkabine. Füllen Sie nun das Gefäß bis in Wadenhöhe mit Wasser – es sollte so kalt wie möglich sein, jedenfalls nicht wärmer als 18 °C. Tauchen Sie Ihre Füße 15 Sekunden bis 1 Minute lang in das kalte Wasser. Entscheiden Sie dabei selbst, wie lange es Ihnen angenehm ist. Anschließend streifen Sie das Wasser mit den Händen von den Füßen ab, ziehen warme Strümpfe an und ruhen mindestens $^1/_4$ Stunde lang oder erwärmen sich durch Bewegung.

## Kalter Gelenkwickel

Kalte Gelenkwickel helfen bei entzündlichen Erkrankungen. Am häufigsten werden sie für Schulter-, Ellenbogen-, Knie- und Fußgelenke verwendet. Sind Ihre Fußgelenke entzündet, empfehle ich Ihnen statt des Gelenkwickels nasse Socken anzuziehen. Die Wickel entziehen sofort Wärme und haben eine entzündungshemmende Wirkung, weil sie die Gefäße verengen und anschließend den Stoffwechsel anregen. Nach etwa 5 Minuten kommt die Gegenreaktion des Körpers – unter dem Wickel wird vermehrt Wärme produziert. Dadurch kommt es zur Schmerzlinderung, Anregung der Heilungskräfte, Beruhigung und Entspannung.

**Bitte beachten:**
Nicht anwenden bei Erkältungen, Frieren und Frösteln, bei akuten Harnwegsinfekten und Ischias-Nervenreizung.
**Wichtig:**
Kalte Anwendungen nie auf kalte Haut!

Die Wickeltücher sollten der Größe des Gelenks angemessen sein. So benötigen Sie zum Beispiel für einen Schulterwickel ein Außentuch 150 x 30 cm, ein Zwischen- und Innentuch mit je 130 x 28 cm. Das Außentuch muss aus Wolle (eventuell Flanell), das Zwischentuch aus Baumwolle, das Innentuch aus Leinen sein (als Kneipp-Wickeltücher in der Apotheke erhältlich). Tränken Sie das Innentuch mit kaltem Wasser gut durch und legen Sie es auf das Gelenk. Dann decken Sie es mit dem trockenen Zwischentuch ab und umwickeln es mit dem Wolltuch.

Wickel können in kurzen Abständen wiederholt werden, wenn ein intensiver Wärmeentzug notwendig ist. Sie können aber auch über Stunden liegen bleiben, so zum Beispiel bei den Schultern über Nacht.

**Achtung!**
Das Gelenk muss beweglich bleiben – es darf nicht zu Einschnürungen und Durchblutungsstörungen kommen!

Neben dem Wärmeentzug bei Entzündungen und der reaktiven Erwärmung regt der Wickel die Heilung auch der gesamten Umgebung an. Ein Schulterwickel kann deshalb auch zur Behandlung überanstrengter und schmerzhaft verspannter Muskeln im Nacken und Rücken eingesetzt werden.

## Lehmpflaster

Bei Gelenkentzündungen, Krampfadern und Entzündungen der Haut, aber auch zur Abschwellung bei Prellungen und Verstauchungen eignet sich die milde, wärmeentziehende Wirkung des Lehms. Die in ihm enthaltenen Mineralien speichern die dem Gewebe entzogene Wärme intensiv und anhaltend. Das Lehmpflaster, das sich auf Grund seiner Geschmeidigkeit mühelos um Gelenke legen lässt, kühlt den ganzen entzündeten Bereich und wirkt somit entzündungshemmend und abschwellend.

Das Lehmpflaster kann bei jeder Art von rheumatischen Erkrankungen angewendet werden.

Die benötigte Heilerde können Sie im Fachhandel kaufen, Lehmpulver erhalten Sie aber auch in Töpfereien – oder Sie können ungebrannte Ziegelsteine aus der Ziegelei verwenden, die Sie in Wasser aufweichen. Je nach Größe der zu behandelnden Fläche verrühren Sie 100 bis 500 g Lehm zu einem dickflüssigen Brei, den Sie fingerdick auf ein gut angefeuchtetes Leinentuch auftragen. Mit Tüll (Gardinenrest) oder einem Gazestoff (Windel) wird der Brei abgedeckt, dann legen Sie das „Paket“ auf die zu behandelnde Stelle und decken das Ganze mit einem Handtuch ab.

Sobald das Lehmpflaster nicht mehr kalt ist nehmen Sie es ab. Um einen starken Wärmeentzug zu erreichen, sollte das Pflaster mehrmals aufgelegt werden (zwischendurch wieder abkühlen!). Zum Abschluss pflegen Sie die behandelte Stelle mit einem Hautfunktionsöl, da der Lehm die Haut austrocknet.

### Tiefkühlkompresse

Bei entzündeten Gelenken, auch den großen Gelenken wie Schulter oder Hüfte, oder bei Verletzungsfolgen wie Prellungen oder Verstauchungen wirkt eine Tiefkühlkompresse schmerzlindernd, entzündungshemmend und abschwellend. Schmerzende, entzündete Gelenke lassen sich nach dieser Anwendung wieder leichter und schmerzfreier bewegen.

**Bitte beachten:**
Nicht anwenden bei gestörter Temperaturempfindlichkeit, z.B. bei Durchblutungsstörungen und Nervenempfindungsstörungen – es besteht Erfrierungsgefahr.

Falten Sie ein Frottee- oder Moltontuch so zusammen, dass es die richtige Größe für die zu behandelnde Stelle hat. Am besten legen Sie sich gleich einen kleinen Vorrat an. Diese Tücher legen Sie, mit Wasser getränkt, einzeln in Plastikbeutel und für ungefähr 2 bis 3 Stunden ins Tiefkühlfach. Zur Anwendung holen Sie die gefrorenen Tücher aus dem Beutel und legen sie einzeln auf die zu behandelnde Stelle oder modellieren sie um das Gelenk herum. Alternativ können Sie einen Plastikbeutel mit Eiswasser (kaltes Wasser und reichlich Eiswürfel) verwenden, das ist weniger elegant, aber sicherer als Tiefkühlkompressen.

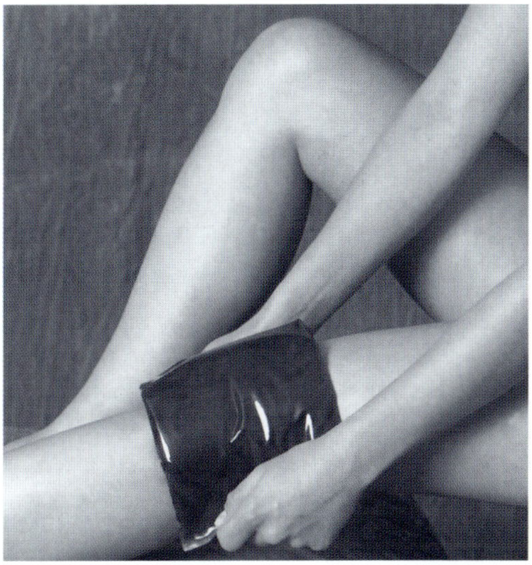

Tiefkühlkompressen dürfen nur 2 bis 3 Minuten aufliegen, sonst kann es zu Erfrierungen kommen!

## Heilpflanzen für akute und chronische Schmerzen

Heilpflanzen bieten bei rheumatischen Erkrankungen vielfältige Hilfe zur Unterstützung von Therapieprogrammen. Bei akuten Schmerzen im Bewegungsapparat ist eine Kombination von Bädern mit pflanzlichen Zusätzen und Wickeln (s. Seite 43) sehr wirkungsvoll. Bei chronischen Schmerzen mit Beeinträchtigung mehrerer Gelenke oder der Weichteile (Muskeln, Sehnen, Nerven) können Tees und Säfte bei der langsamen Entschlackung, der Reinigung von Bindegewebe und Zellen helfen.

Achten Sie auf die richtige Flüssigkeitsaufnahme – mindestens 2 bis 3 Liter pro Tag!

Die bei chronischen Krankheiten häufig bestehende chronische Verstopfung kann langfristig durch Heilpflanzentees, eine Ernährungsumstellung (s. Seite 76) und eventuell durch eine Symbioselenkung (s. Seite 111) geheilt werden. Tägliches aktives Schwitzen und regelmäßiges Saunabaden (s. Seite 56) sind nützliche Hilfen zur Stoffwechselanregung.

Fragen Sie Ihren Arzt oder Apotheker nach Standardpräparaten – Tees, Salben, Badezusätze, Dragees und Säfte.

Heilpflanzen haben auch auf Seele und Nerven eine positive Wirkung. Viele Menschen mit chronischem Rheuma leiden unter Ängsten, die sich bis zur depressiven Verstimmung steigern können. Hier vermag die Pflanzenheilkunde gute Dienste zu leisten durch stimmungsaufhellende, vegetativ stabilisierende Tees und Präparate, zum Beispiel aus Johanniskraut, das als Tee und Badezusatz eine entspannende, beruhigende Wirkung hat.

## Arnika

Dieser Pflanze, deren verschiedene Zubereitungen – Tinktur, Geist, Salbe, Tee – in der Apotheke erhältlich sind, sollten wir besondere Beachtung schenken. Vorwiegend in ihren Blüten und im Wurzelstock, geringer auch in den Blättern, sind Bitter- und Gerbstoffe sowie Azulen enthalten.

Arnika-Umschläge sind bei akuten rheumatischen Schmerzen am Bewegungsapparat als Begleitbehandlung sehr wirkungsvoll: Verdünnen Sie 1 Teelöffel Arnikatinktur mit 1 Tasse Wasser und geben Sie diese Mischung auf ein Leinentuch (Handtuch), das Sie als feuchten Umschlag auf die erkrankte Stelle legen. Bei großflächiger Anwendung: 1 bis 2 Esslöffel Arnikatinktur in $^1/_2$ Liter Wasser verdünnen, die Flüssigkeit dem Gelenkwickel (s. Seite 43) zusetzen.

**Bitte den Arzt fragen!** Die innerliche Anwendung von Arnika-Zubereitungen (Tee, Tinktur), wie sie vor allem bei Herzkrankheiten eingesetzt wird, ist nicht ungefährlich.

Als Einreibemittel bei rheumatischen Beschwerden und Hexenschuss wirkt Arnikageist schmerzlindernd und Kreislauf stabilisierend.

Als Umschlagpaste bei Gelenkentzündungen, Gelenkergüssen und Knie- und Ellenbogenentzündungen hat sich Arnikasalbe als schmerzlindernd und entzündungshemmend bewährt. Die Schwellungen gehen zurück, Heilungsprozesse werden bei akuten und bei chronischen Entzündungen beschleunigt. Auch bei Krampfaderleiden, einer häufigen Begleitkrankheit von Rheuma, hat sich Arnikasalbe bewährt.

## Birke

Der Saft der Birkenblätter, der als Frischsaft oder Tee eingenommen wird, ist Stoffwechsel reinigend und harntreibend.

Birkenblätter-Tee: 1 Teelöffel Birkenblätter mit $^1/_4$ Liter kochendem Wasser übergießen (wegen des Gehaltes an ätherischen Ölen dürfen Sie den Tee nicht zum Kochen bringen), nach 10 Minuten abseihen. Trinken Sie täglich 3 Tassen davon.

Birkenblätter-Teekur ohne Rücksprache mit dem Arzt nicht länger als 3 Wochen machen, weil die Birke stark harntreibend wirkt.

## Brennnessel

Bei chronischen rheumatischen Beschwerden empfehlen wir Ihnen eine sechswöchige kurmäßige Behandlung im Frühjahr und Herbst mit Brennnesselsaft oder Brennnesseltee, den Sie in der Apotheke bekommen. Die Brennnessel ist zu Unrecht als Unkraut verschrien. Verschiedene Säuren, Vitamine und die Spurenelemente in Blättern und Brennhaaren machen sie bei innerlichem Gebrauch zu einem leicht Stoffwechsel reinigenden Heilmittel.

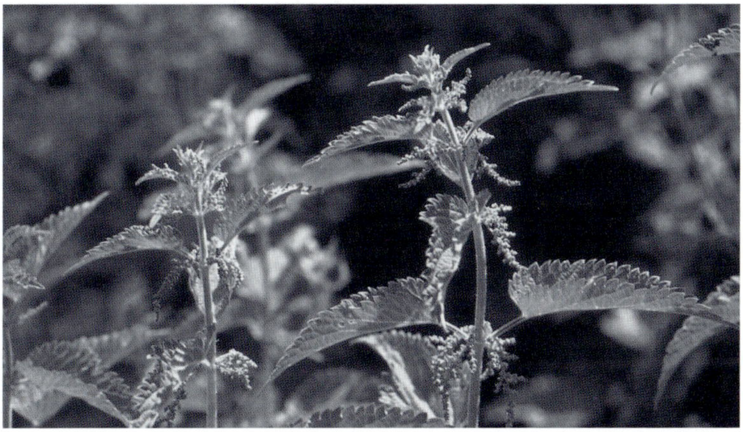

Brennnesseltee hilft den Stoffwechsel zu reinigen.

Brennnesseltee: 1 Teelöffel Brennnesselkraut mit 1 Tasse Wasser 5 Minuten kochen und danach abseihen. Trinken Sie täglich 3 Tassen Tee in kleinen Schlucken. Nach einer Drei-Wochen-Kur schließen Sie eine dreitägige Pause an, dann wiederholen Sie die Kur über wiederum 3 Wochen.

Als Einreibemittel hat sich der schmerzlindernde Brennnesselspiritus bewährt, den Sie in der Apotheke kaufen können.

## Johanniskraut

Diese mild antidepressiv wirkende Heilpflanze eignet sich besonders gut zur Behandlung von Stimmungsbeeinträchtigungen, wie sie bei chronisch rheumakranken Patienten häufig sind. Während einer Johanniskraut-Teekur kommt es spätestens nach 4 bis 6 Wochen zu einer deutlichen Aufhellung der Stimmung.

Johanniskraut wirkt aber auch entzündungshemmend, schmerzstillend, krampflösend und regulierend auf die Verdauungsorgane. Es hilft gegen Schlaflosigkeit, kann unbedenklich über längere Zeit eingenommen werden und vermag häufig sogar stärkere Medikamente zu ersetzen oder ermöglicht eine Reduzierung der Dosis.

Johanniskraut-Tee: 2 Teelöffel Johanniskraut mit $^{1}/_{4}$ Liter Wasser übergießen, die Mischung kurz aufkochen und nach einigen Minuten abseihen. Trinken Sie täglich 2 bis 3 Tassen Tee in kleinen Schlucken. Sie sollten die Teekur gut 4 bis 6 Wochen lang machen.

**Bitte beachten:**
Bei der Einnahme von Johanniskraut kann eine Fotosensibilität auftreten. Meiden Sie also während der Johanniskraut-Kur Sonnenbäder!

Zur äußerlichen Anwendung hat sich Johanniskrautöl bewährt: als Einreibung bei Rheuma und Hexenschuss, zur Förderung der Wundheilung bis zur Schmerzlinderung nach Verstauchungen, Verrenkungen und bei Blutergüssen.

Johanniskrautöl und Johanniskraut-Likör, ein Auszug der Droge auf Alkoholbasis, können auch selbst hergestellt werden, es empfiehlt sich jedoch der Kauf von Fertigprodukten in der Apotheke, da ihr Gehlat an Inhaltsstoffen überprüft wird.

## Löwenzahn

Löwenzahn wirkt appetitanregend, schweiß- und galletreibend sowie stark harntreibend und abführend, was zu einer für den Rheumakranken so besonders wichtigen Entschlackung des Stoffwechsels führt. Rheumatiker stellen immer wieder fest, dass sie sich nach einer Löwenzahnkur besser fühlen, die Schmerzanfälle seltener und die Schmerzen erträglicher werden. Neben Gerbstoffen und ätherischen Ölen enthält der Milchsaft dieser Heilpflanze einen Bitterstoff, der im Hochsommer besonders konzentriert ist. Löwenzahntee und -saft bekommen Sie in der Apotheke.

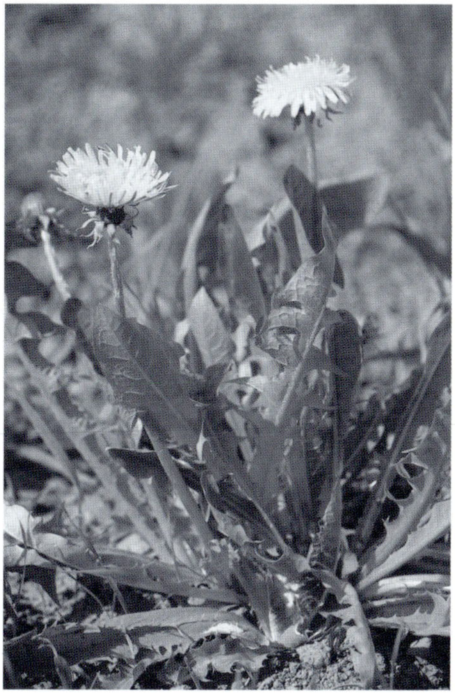

Löwenzahntee eignet sich besonders gut für eine Frühjahrskur.

Löwenzahntee: 1 bis 2 Teelöffel geschnittene Droge mit $^{1}/_{4}$ Liter kaltem Wasser übergießen, bis zum Sieden erhitzen, eine Minute lang kochen und nach 10 Minuten abseihen.

Frühjahrskur mit Löwenzahntee: Trinken Sie 4 bis 6 Wochen lang 2-mal täglich eine Tasse Löwenzahntee oder nehmen Sie täglich 1 Esslöffel Löwenzahnsaft zu sich.

## Teufelskralle

Diese aus Südafrika stammende Pflanze, die in der afrikanischen Volksmedizin seit langem als Antirheumatikum verwendet wird, wirkt entzündungshemmend, leicht schmerzlindernd bei Arthrosen, bei Wirbelsäulenverschleiß und beim chronisch-entzündlichen Gelenkrheumatismus. Zudem hilft sie auch bei Nervenschmerzen und chronischem Kopfweh.

Zur Schmerzlinderung empfehlen wir Ihnen den Tee aus der Knolle der Teufelskralle. Seine Wirkung tritt langsam ein. Den Tee, den Sie mit Gebrauchsanweisung in der Apotheke erhalten, können Sie bei chronischen Beschwerden durchaus das ganze Jahr hindurch trinken. Nebenwirkungen sind unbekannt.

## Rheumatee-Mischung

Bei hartnäckigen Arthrosen und als Begleittherapie chronisch-entzündlicher Krankheiten hat sich ein Rheumatee aus verschiedenen Heilpflanzen bewährt. Er sollte vor allem als Kur im

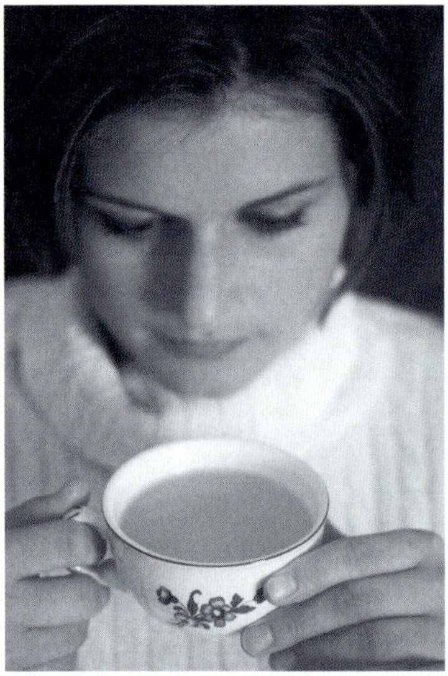

Bei einer Tasse Tee kann man sich gut entspannen.

Frühjahr und Herbst jeweils über 4 bis 6 Wochen getrunken werden. Das Rezept für die Teemischung, die Weidenrinde, Birkenblätter, Löwenzahn- und Brennnesselkraut enthält, stellt Ihnen der Arzt für den Apotheker zusammen.

Rheumatee: 2 Teelöffel der Teemischung mit einer Tasse heißem Wasser überbrühen, für 10 Minuten ziehen lassen und dann abseihen. Morgens und mittags trinken Sie je eine Tasse gut warm und in kleinen Schlucken.

## Salben und Gels aus Kräutermischungen

**Achtung!**
Schwangere, Säuglinge, Kleinkinder und Patienten mit Nierenfunktionsstörung dürfen die Enelbin-Paste nicht anwenden!
Vor jeder Anwendung den Arzt befragen, da das Salizyl bei empfindlichen Menschen Allergien auslösen kann. Nicht auf offene Wunden bringen.

Reparil-Gel (Rosskastanien-Gel) wirkt in der akuten entzündlichen Phase kühlend, abschwellend und schmerzlindernd. Der Wirkstoff aus der Rosskastanie (Aescin) setzt direkt am Ort des Entzündungsgeschehens ein, an den kleinsten Blutgefäßen. Tragen Sie das Gel so früh wie möglich auf die entzündeten Bereiche oder Gelenke auf. 2- bis 3-mal täglich reicht für die Wirkung aus. Wenn Sie den angenehm kühlenden Effekt öfter erreichen wollen, spricht nichts gegen eine häufigere Anwendung.

Enelbin-Paste, die aus verschiedenen Ölen (Thymian-, Eukalyptus- und Lavendel-Öl) besteht, denen das schmerzlindernde Salizyl zugesetzt ist, hilft bei rheumatischen Gelenk- und Muskelerkrankungen sowie Verstauchungen und Verrenkungen mit Schwellungen und Blutergüssen.

- Warmanwendung bei Verschleißerscheinungen (Arthrose): Tube im Wasserbad erwärmen. Den Tubeninhalt – so warm, wie er vertragen wird – auf die schmerzenden Körperpartien auftragen und mit einem Leinentuch abdecken. Der Umschlag kann über mehrere Stunden liegen bleiben, auch über Nacht.
- Kaltanwendung bei entzündlichen Prozessen (Arthritis): Die Paste kann unmittelbar aufgetragen werden.

## Badezusätze

bei Arthrosen, Wirbelsäulenerkrankungen und Weichteilrheumatismus ergänzen sich ein Badezusatz und warmes Wasser in idealer Weise zur Anregung des Stoffwechsels und zur Förderung der Durchblutung. Sie helfen auch, verspannte Muskeln zu lösen und dadurch Schmerzen zu lindern.

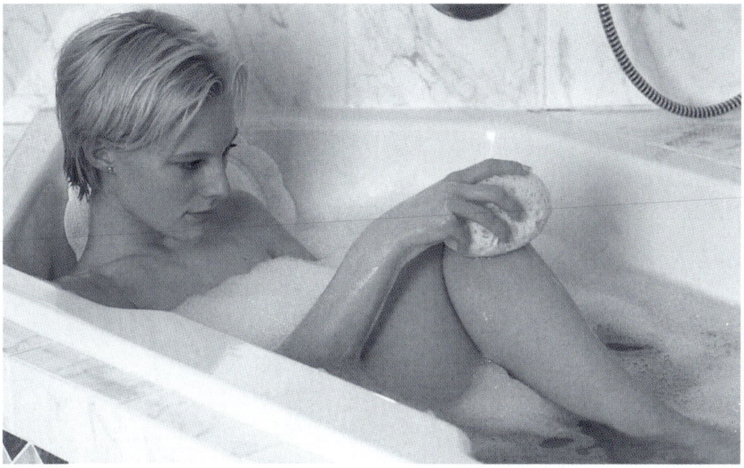

Ein warmes Vollbad löst die verspannte Muskulatur.

Geben Sie den Badezusatz aus Heublumen, Fichtennadeln oder Latschenkiefer nach eigener Wahl in der vorgeschriebenen Dosis in die leere Badewanne und lassen Sie das warme Wasser zulaufen. So verteilen sich die Wirkstoffe gleichmäßig im Wasser. Lassen Sie sich in der Apotheke über die Anwendung des Badezusatzes genau informieren und wählen Sie ein rückfettendes Fertigpräparat, da sonst die Haut ausgelaugt wird. Bedenken Sie auch: Der Zusatz sollte die Wanne nicht anfärben.

**Bitte beachten:**
Badezusätze können allergische Reaktionen hervorrufen – daher immer erst den Arzt fragen. Ein Badezusatz kann auch den Kreislauf zu stark beanspruchen.

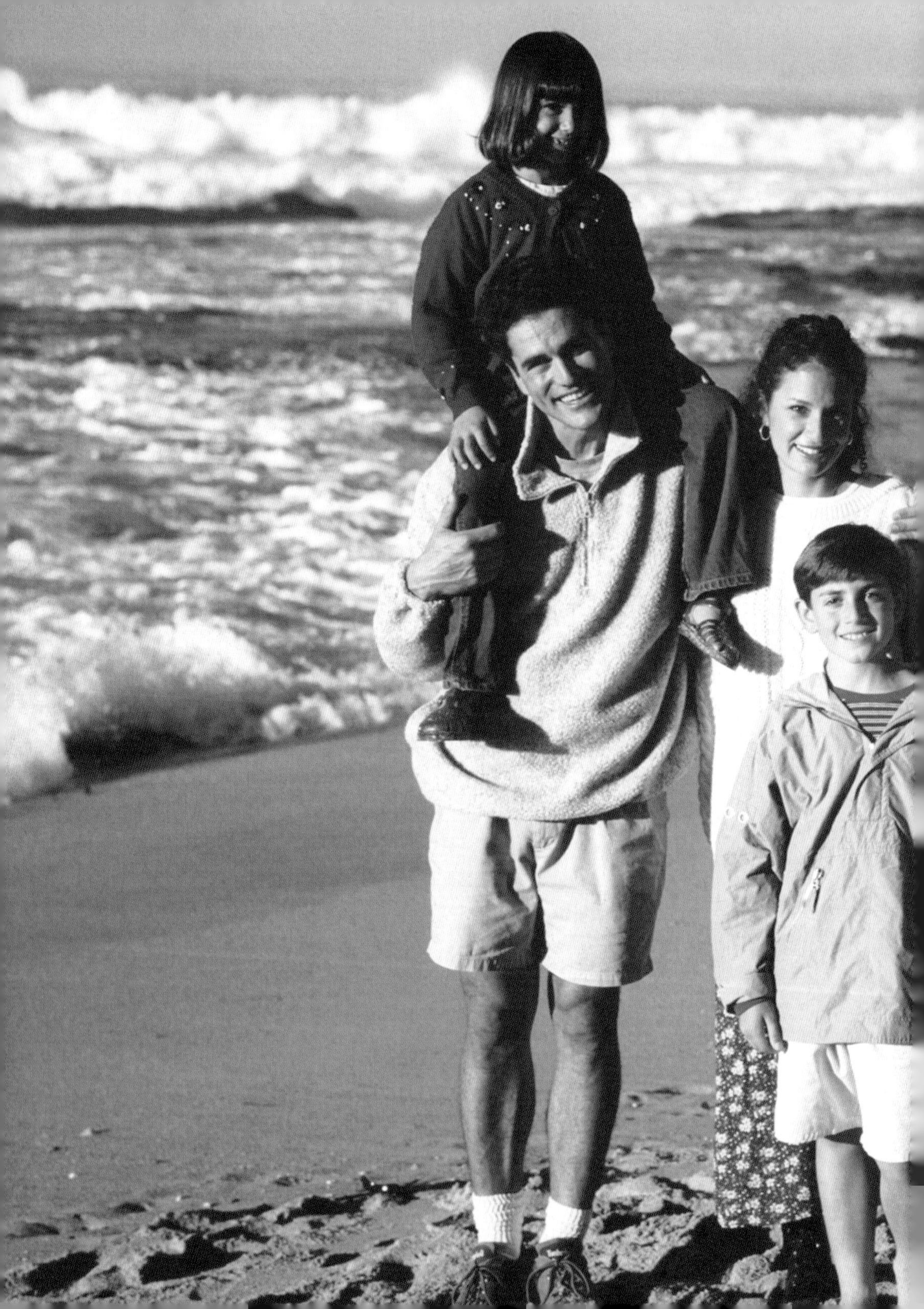

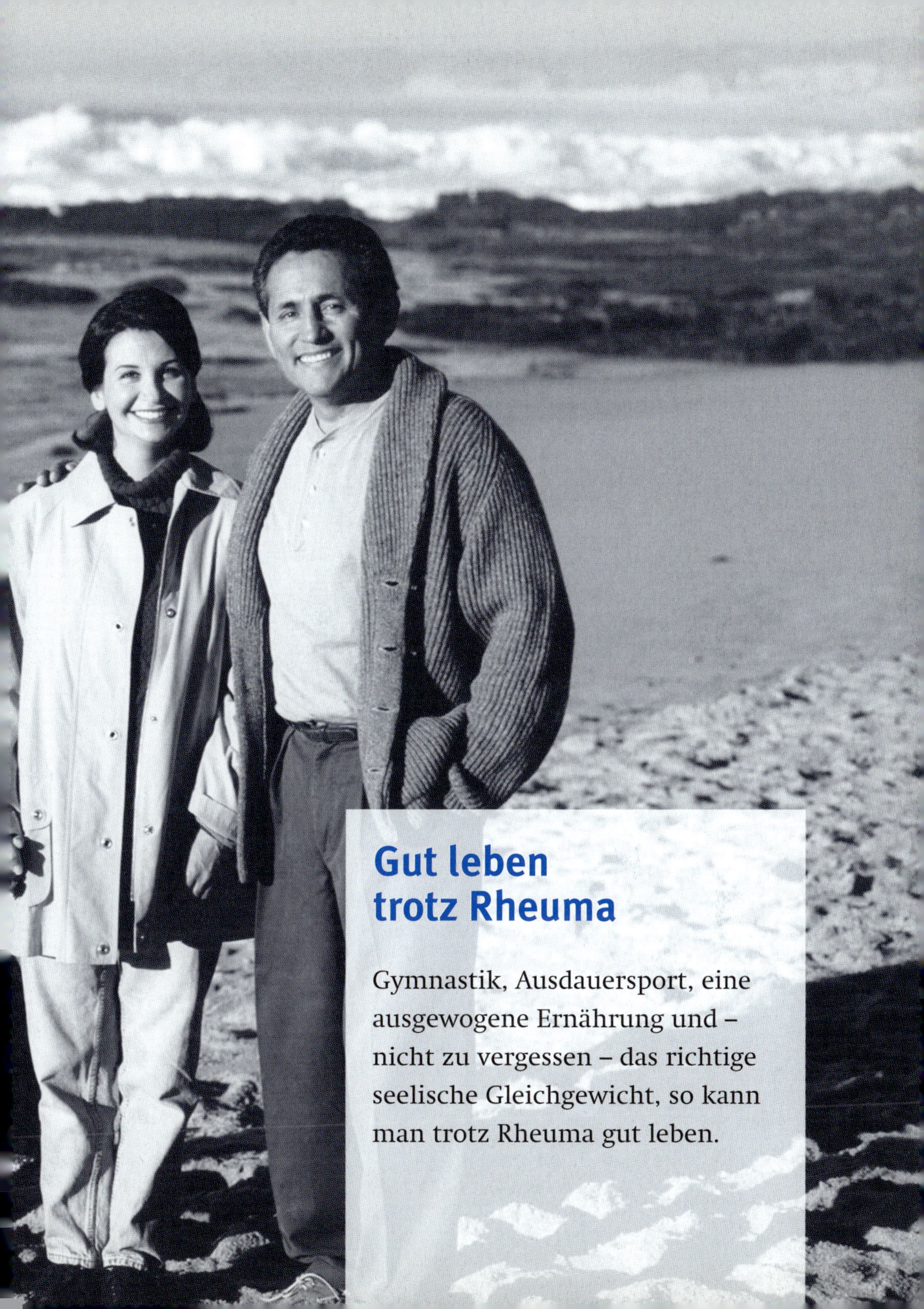

## Gut leben trotz Rheuma

Gymnastik, Ausdauersport, eine ausgewogene Ernährung und – nicht zu vergessen – das richtige seelische Gleichgewicht, so kann man trotz Rheuma gut leben.

Wer an Rheuma leidet, der tut gut daran, nicht einfach so in den Tag hinein zu leben, bis der Schmerz kommt, sondern sich und seinen Körper zu beobachten und auf dessen Signale zu hören. Die Beweglichkeit zu erhalten, ist neben der Schmerzbehandlung oberstes Ziel bei Rheuma. Gymnastik und eine Ausdauersportart sollte sich daher jeder Rheumakranke regelmäßig im Terminkalender vermerkt haben. Um trotz dieser Krankheit gut zu leben, ist es aber auch wichtig, auf seine Ernährung zu achten, das körpereigene Abwehrsystem zu trainieren und für die notwendigen Entspannungsphasen zu sorgen.

# Steigern Sie Ihre Abwehrkräfte

## Trockenbürsten und Wechselduschen

Trockenbürsten und Wechselduschen sind Grundanwendungen zur Abhärtung, zur Stoffwechselanregung und zum Training der körpereigenen Wärmeregulation.

Mangelnde Abhärtung verstärkt die Neigung zu einer Rheumakrankheit.

Um Ihren Kreislauf zu aktivieren, den Stoffwechsel anzuregen und sich abzuhärten sollten Sie sich jeden Morgen die Zeit nehmen zum Trockenbürsten. Bürsten Sie an den Extremitäten in Längsrichtung, am Körper kreisförmig, herzwärts mit verstärktem Druck – rechts beginnend – erst die Außenseiten der Füße, der Unter- und Oberschenkel, danach die Innenseiten. Anschließend das Gesäß. Danach – wieder rechts beginnend – erst die Außenseiten der Arme, von den Handgelenken bis hoch zu den Schultern, danach die Innenseiten. Dann – kreisförmig im Uhrzeigersinn – Brust, Bauch und Rücken.

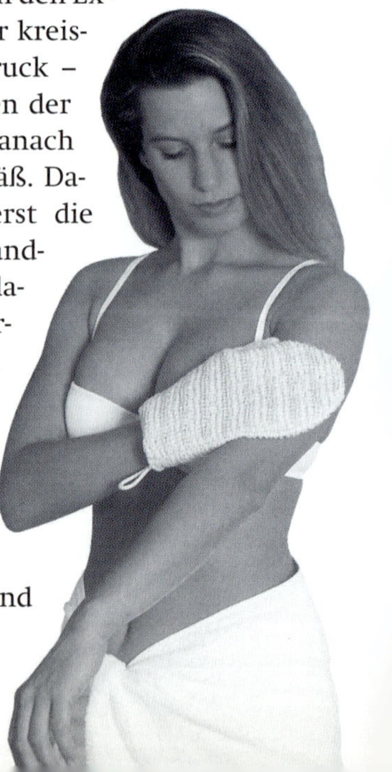

Jeden Morgen Trockenbürsten – das tut Kreislauf und Stoffwechsel gut.

Einen guten Start in den Tag verspricht auch das Wechselduschen. Beginnen Sie mit einer ein bis drei Minuten dauernden heißen Dusche, bei der Sie besonders leicht Bewegungs- und

Streckübungen machen können. Danach wird kalt abgeduscht: Vom rechten Bein geht es vom Außenknöchel bis hoch zur Hüfte, danach wird genauso beim linken Bein verfahren. Es folgen der rechten und linke Arm – erst die Außen-, dann die Innenseiten, wobei Sie von den Händen zur Schulter hochgehen. Zum Schluss duschen Sie das Gesicht, die Brust und über den Nacken auch den Rücken.

Seifen Sie sich beim täglichen Duschen nur ein, wenn Sie besonders verschwitzt sind. Rückfettende Duschzusätze und Hautfunktionsöl pflegen die Haut.

## Wechselarmbad

Bei Polyarthrosen der Hand- und der Fingergelenke trägt das Wechselarmbad zur Verbesserung der Beweglichkeit von Muskeln, Sehnen und Gelenken bei.

Füllen Sie eine Armbadewanne mit möglichst kaltem und eine weitere mit 36 bis 38 °C warmem Wasser (wenn Sie ein großes und tiefes Doppelwaschbecken haben, ist auch dieses geeignet). Es muss so viel Wasser in jedem Gefäß sein, dass Sie Ihre Arme bis zur Mitte des Oberarms mühelos eintauchen können. Als Badezusatz empfehlen wir Ihnen Heublumen, Fichtennadeln oder Latschenkiefer nach eigener Wahl. Tauchen Sie Ihre Arme erst für ungefähr 5 Minuten (richten Sie sich dabei nach Ihrem Gefühl) in das warme, dann für 10 Sekunden in das kalte Wasser. Wiederholen Sie diesen Vorgang ein- bis zweimal und achten Sie dabei auf eine bequeme Sitzhaltung. Schließen Sie mit dem kalten Bad ab. Nach der Anwendung streifen Sie das Wasser nur mit den Händen ab und ziehen sich an.

**Bitte beachten:**
Bei Angina pectoris, organischen Herzkrankheiten und Neigung zu Gefäßkrämpfen nur nach Rücksprache mit Ihrem Arzt anwenden.

## Wechselfußbad

Bei chronisch kalten Füßen – einer der häufigsten Auslösefaktoren für rheumatische Erkrankungen – kann das Wechselfußbad starke Heilreize ausüben, hilft Ihrem Körper, zu einer gesunden Wärmeregulation zurückzufinden und wirkt abhärtend.

Zwei Fußbadewannen oder auch zwei Eimer, deren Bodenfläche so groß ist, dass beide Füße nebeneinander bequem Platz haben, stellen Sie in die Badewanne oder Duschkabine, da sie sich dort am leichtesten füllen und ausleeren lassen. Setzen Sie sich auf den Badewannenrand oder einen Stuhl vor der Duschkabine.

**Bitte beachten:**
Falls Sie Krampfadern haben, sollte das warme Wasser nur bis über Knöchelhöhe reichen, da sonst die Gefahr von Gefäßkrämpfen im Bein besteht.

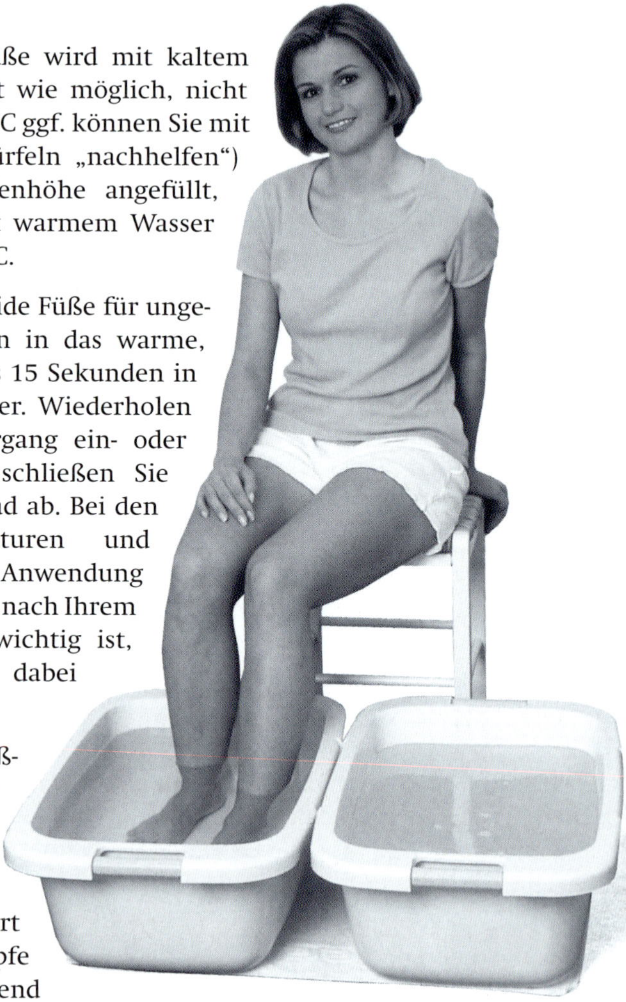

Eines der Gefäße wird mit kaltem Wasser (so kalt wie möglich, nicht wärmer als 18 °C ggf. können Sie mit ein paar Eiswürfeln „nachhelfen“) bis über Wadenhöhe angefüllt, das zweite mit warmem Wasser von 36 bis 38 °C.

Das Wechselfußbad hilft dem Körper, zu einer gesunden Wärmeregulation zurückzufinden.

Tauchen Sie beide Füße für ungefähr 5 Minuten in das warme, dann für 10 bis 15 Sekunden in das kalte Wasser. Wiederholen Sie diesen Vorgang ein- oder zweimal und schließen Sie mit dem Kaltbad ab. Bei den Wassertemperaturen und der Dauer der Anwendung richten Sie sich nach Ihrem Empfinden – wichtig ist, dass Sie sich dabei wohl fühlen.

Nach dem Fußbad streifen Sie das Wasser mit den Händen ab und ziehen sofort warme Strümpfe an. Anschließend sollten Sie zumindest eine Viertelstunde ruhen.

## Sauna

Saunieren dient in erster Linie der Vorbeugung. Die allgemeine Widerstandskraft wird erhöht und die Infektabwehr gesteigert. Einen guten Einfluss übt die Sauna aus bei Abnutzungserscheinungen der Gelenke (Arthrosen), nicht entzündlichen Wirbelsäulenerkrankungen, beim Weichteilrheumatismus und allgemeinen Muskelverspannungen sowie -verhärtungen. Auch zur

Nachbehandlung von Gelenk- und Weichteilverletzungen eignet sich der Gang in die Sauna. Wie bei Wasseranwendungen wird der Kreislauf stabilisiert, jedoch viel schonender. Durch die Wärme öffnen sich die kleinen Hautgefäße, die sich bei der anschließenden Kaltanwendung (Kneipp-Guss, Tauchbecken oder Schwallbrause) kurzfristig zusammenziehen, um sich in der folgenden Ruhepause langsam wieder zu öffnen. So werden Haut und Organe gut durchblutet.

Durch die wechselnde Anpassung des Körpers an Kalt- und Warmreize wird das vegetative Nervensystem und somit die gesamte Abwehrlage harmonisiert, der körpereigene Wärmehaushalt stabilisiert. Die Körpertemperatur wird geringfügig erhöht und die Stoffwechselvorgänge werden beschleunigt. Da die Hauttemperatur auf 40 bis 41 °C ansteigt, kommt es zur Schweißproduktion und der Körper wird zur Entschlackung angeregt. Hierbei verliert er über die Haut – einem Ausscheidungsorgan wie die Nieren – Stoffwechselprodukte. Das Blut wird etwas eingedickt und saugt deshalb Flüssigkeit und angefallene Stoffwechselschlacken aus Gewebe und Zellen an.

**Bitte beachten:**
Bei allen akut entzündlichen Schüben von Arthrosen, bei chronischem Gelenkrheumatismus und akutem rheumatischem Fieber dürfen Sie nicht in die Sauna. Bei Bluthochdruck, Herz-Kreislauf-Erkrankungen und anderen Organ- und Stoffwechselerkrankungen müssen Sie vor einem Saunagang den Arzt befragen.

Für einen Saunagang sollten Sie sich mindestens zwei Stunden Zeit nehmen. Gehen Sie weder hungrig noch mit vollem Magen in die Sauna. Zuerst duscht man sich gründlich, reinigt sich und trocknet sich anschließend ab, da trockene Haut schneller zur Schweißproduktion bereit ist als feuchte. Bei kalten Füßen nehmen Sie vor und zwischen den Saunagängen ein warmes Fußbad (s. Seite 36).

**Achtung!**
Bluthochdruck- und Herzkranke sollten das Tauchbecken nur nach Absprache mit dem Arzt benutzen!

Ungeübte beginnen die Sauna am besten mit zwei Gängen von jeweils etwa 8 Minuten. Zwischen den Saunagängen gehen Sie an die frische Luft und kühlen sich dann kräftig mit der Schwallbrause ab. Das Tauchbecken erfrischt noch mehr. Nach einem Saunagang ruhen Sie mindestens für 20 Minuten, bevor Sie den nächsten Gang machen.

Wichtig: Während des Saunabesuches sollten Sie nichts trinken, da dies die Gewebeentschlackung verhindert. Nach der Sauna löschen Sie Ihren Durst am besten mit Säften, mineralstoffreichen Mineralwasser oder Kräutertee.

# Beweglich bleiben

Auf das richtige Maß kommt es an – übertriebener Ehrgeiz und zu viel des Guten sind ebenso schädlich wie zu wenig oder etwa gar keine Bewegung.

Bei chronisch entzündlichen Erkrankungen gilt es, die Beweglichkeit zu erhalten, sie zu verbessern und eine Versteifung zu verhindern. Deshalb: Bleiben Sie in Bewegung! Für die jeweils betroffenen Gelenke biete ich Ihnen spezielle Bewegungsübungen an (s. Seite 59).

Leiden Sie an einer abnutzungsbedingten Arthrose, dann wird Ihre Beweglichkeit nach einer Wärmezufuhr verbessert sein (s. Seite 34). Ideal wäre es daher, wenn Sie Ihre Bewegungsübungen in warmem Wasser machen. Halten Sie jedoch vor allen Anwendungen Rücksprache mit Ihrem Arzt oder dem Krankengymnasten.

Im akut entzündlichen Stadium sollten Sie sich schonen! Wenn in diesem Stadium Ihrer Erkrankung Ihre Beweglichkeit durch starke Schmerzen eingeschränkt wird, wirken Kaltanwendungen (s. Seite 42) häufig rasch lindernd.

Die in diesem Buch genannten Übungen sind sowohl für Patienten mit abnutzungsbedingten Arthrosen als auch für jene mit chronisch-entzündlichen Gelenkerkrankungen geeignet.

## Gymnastikübungen

Lieber wenig und täglich, denn viel und selten, so sagte schon Sebastian Kneipp. Bewegen Sie daher nicht nur hin und wieder oder gar nur einmal in der Woche übertrieben, sondern kommen sie regelmäßig in Bewegung. Meiden Sie Unter- und Überforderung.

Entwickeln Sie keinen falschen Ehrgeiz! Die Übungen sollen zur Erleichterung Ihrer Beschwerden beitragen.

Zu Beginn Ihres Bewegungstrainings führen Sie bitte alle Übungen, die hier aufgeführt sind, 3-mal täglich und 3-mal hintereinander aus. In jeder folgenden Woche steigern Sie die Wiederholungsrate, bis Sie jede Übung 12-mal hintereinander ohne Anstrengung ausführen können. Achten Sie immer auf eine gleichmäßige Atmung und auf entspanntes Sitzen oder Stehen und vermeiden Sie jede seelische oder körperliche Verkrampfung.

Viele der Übungen lassen sich auch im Sitzen durchführen, sodass Sie sich völlig auf den Bewegungsablauf konzentrieren können und sich nicht verkrampfen, um beispielsweise das Gleichgewicht zu halten. Beweglichkeitsübungen der Fingergelenke können Sie jederzeit gut nebenbei ausführen.

Machen Sie eine Übung im Stehen, dann sollten die Fersen etwa 5 cm voneinander entfernt sein. Die richtige Haltung im Sitzen ist aufrecht, aber entspannt. Die Übungen, die im Liegen durchgeführt werden, machen Sie am besten auf dem Fußboden auf einer warmen Unterlage.

Bereitet Ihnen eine der Übungen Schmerzen oder verstärkt Ihren chronischen Schmerz, führen Sie sie ganz langsam aus, oder brechen Sie die Übung ab.

### Ziele der Rheumagymnastik

- Muskelverkrampfung (Hartspann) und Stoffwechselablagerungen (Myogelosen) lösen
- die Durchblutung und damit die Stoffwechselvorgänge anregen, was die Ausscheidung von Schlackenstoffen fördert
- die Muskulatur kräftigen und festigen, damit sie wieder in der Lage ist, die Gelenke zu stützen und die Bauchorgane zu unterstützen, um so die Wirbelsäule zu entlasten

## Übungen, die der Wirbelsäule helfen

Kräftige, elastische Muskeln verhindern, dass die Wirbelsäule in eine falsche Haltung gerät, sich die Wirbelkörper gegeneinander verschieben und dadurch Nerven eingeklemmt werden. Gymnastik hilft somit, die gefürchteten Bandscheibenschäden zu vermeiden.

- löst Verkrampfungen der Rückenmuskulatur
- stabilisiert und aktiviert die Muskulatur
- erhält und verbessert die Beweglichkeit der Wirbelsäule

Die meisten Rückenschmerzen sind nicht durch eine Veränderung oder gar Abnutzung der Bandscheiben bedingt, sondern werden allein verursacht durch Verkrampfungen der Muskulatur und Bewegungsmangel, und können daher durch die hier vorgestellten Gymnastikübungen gebessert werden.

Jede krankhafte Veränderung der Wirbelsäule (Skoliose, Wirbelgleiten) muss natürlich vom Arzt und vom Krankengymnasten behandelt werden!

**Wichtig:**
Bleiben sie bei den Übungen locker, vermeiden Sie Verspannungen, atmen Sie gleichmäßig!

Eine günstige Kombination aus Bewegungsübung und Wasseranwendung können Sie dadurch erreichen, dass Sie erst durch Wärme zuführende Anwendungen (s. Seite 34) die Verkrampfungen lösen und anschließend gymnastische Übungen zur Lockerung und Kräftigung machen.

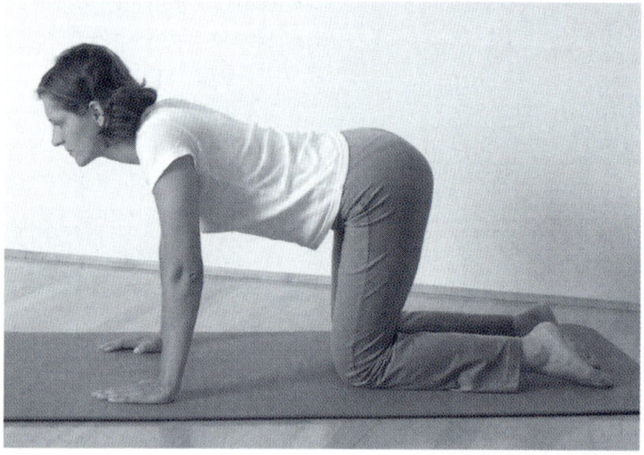

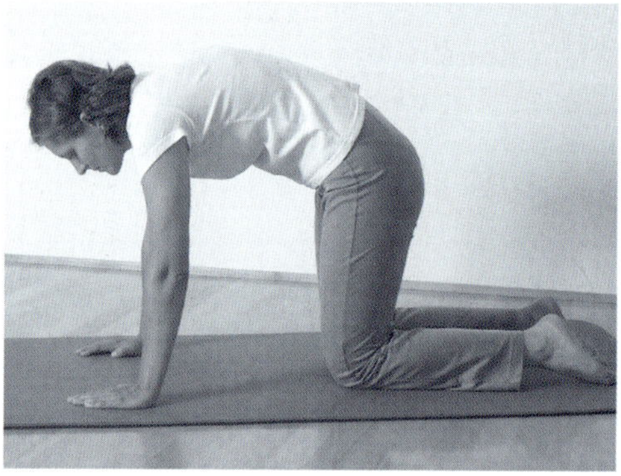

So bleiben Sie im Rücken beweglich: Stützen Sie sich auf Hände und Knie und machen Sie abwechselnd mehrmals ein Hohlkreuz und einen Katzenbuckel. Die Bewegungen sollten so klein sein, wie es Ihnen ohne Schmerzen möglich ist.

**Wichtig:**
Achten Sie bei dieser Übung auf flüssige Bewegungsabläufe und spannen Sie die Muskeln nur leicht an.

- Auf dem Rücken liegend winkeln Sie die Beine an und kippen sie abwechselnd nach rechts und nach links, drehen Sie den Kopf gleichzeitig in entgegengesetzter Richtung.
- Auf dem Rücken liegend beugen Sie die Knie. Bewegen Sie dann das Becken mehrmals leicht hin und her, indem Sie Ihr Kreuz auf die Unterlage pressen und wieder leicht anheben. Sie können sich dabei kontrollieren, indem Sie eine Hand unter die Lendenwirbelsäule schieben.
- Auf dem Rücken liegend ziehen Sie die Beine bis an die Brust und halten sie dort mit den Händen fest. Verstärken Sie nun leicht den Druck Ihrer Arme und ziehen Sie die Knie weiter an, bis sich das Gesäß vom Boden löst. Halten Sie diese Stellung einige Sekunden und legen Sie dann entspannt ein Bein nach dem anderen auf den Boden.
- Setzen Sie sich auf einen Hocker oder einen Tisch und bewegen Sie das Becken nach vorne, nach hinten und wieder zurück. Finden Sie die für Sie bequemste Sitzhaltung heraus, bei der Sie Ihre Muskeln möglichst wenig anspannen. Versuchen Sie auch tagsüber immer wieder diese bequeme Sitzhaltung einzunehmen.

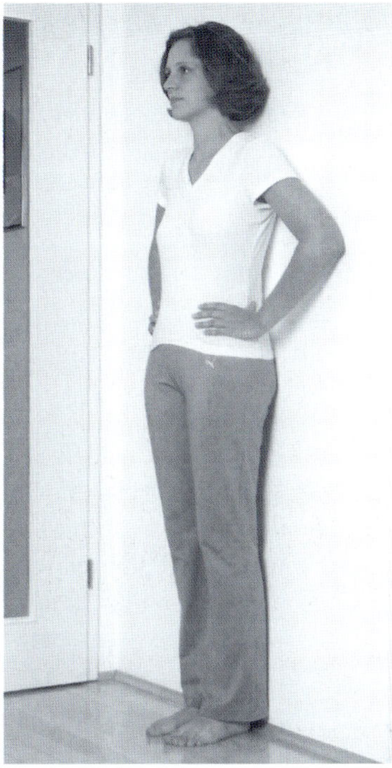

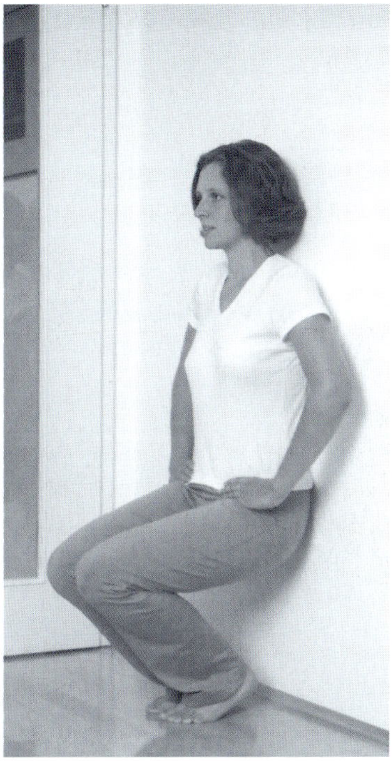

Für eine kräftige Rückenmuskulatur und verbessertes Haltungsgefühl: An der Wand stehend, legen Sie die Hände auf die Hüften, beugen langsam die Knie und spreizen dabei die Beine etwas. Gleiten Sie mit dem Rücken langsam an der Wand hinunter bis in die Hocke. Ohne mit Rücken oder Hinterkopf den Kontakt zur Wand zu verlieren stehen Sie wieder auf. Achten Sie darauf, dass Ihr Becken immer nach hinten gekippt bleibt.

- Aufrecht an einer Wand stehend ziehen Sie den Bauch ein und versuchen sich so zu strecken, als ob Sie ein auf Ihrem Kopf lastendes Gewicht hoch stemmen müssten. Ihre Fersen müssen dabei fest auf dem Boden stehen bleiben. Halten Sie diese Stellung für einige Sekunden und entspannen Sie sich dann wieder.

## Übungen, die den Finger- und Handgelenken helfen

Die nachfolgend aufgeführten Übungen können sie bei einer akuten Entzündung nach einer Kaltanwendung durchführen (s. Seite 42), bei degenerativen, abnutzungsbedingten und wärmebedürftigen „Erkrankungen“ (Arthrosen) kann den Übungen eine Warmanwendung (s. Seite 34) vorausgehen. Sie können die Übungen sogar in warmem Wasser ausführen.

Bei Fingerarthrosen eignen sich Bewegungsübungen im warmen Armbad mit Heublumen- oder Fichtennadelzusatz oder das Kneten zum Beispiel von Fangomasse.

Alltagshilfen für die Wirbelsäule

- Treppensteigen anstatt Fahrstuhl oder Rolltreppe benutzen
- mit nach hinten durchgedrückten Schulterblättern gehen (Brust raus – Bauch rein!)
- beim Sitzen oder Autofahren öfter Entspannungs- und Lockerungsübungen machen

- Sie ballen die Hände zur Faust, spreizen den Daumen ab und strecken dann die Finger nach oben.
- Die Hände liegen auf den Oberschenkeln, Sie spreizen die Finger ganz weit auseinander, schließen und spreizen sie wieder usw. Diese Übung können Sie auch gut zwischendurch, unsichtbar unter dem Tisch, machen.
- Führen Sie den Daumen möglichst weit zur Handinnenfläche und spreizen Sie ihn dann ab.
- Führen Sie die Daumenspitzen beider Hände mehrmals abwechselnd zur Spitze der übrigen Finger.
- Die Handinnenflächen liegen gegeneinander. Nun führen Sie die Hände so unter das Gesicht, dass die Fingerspitzen das Kinn berühren, und drücken mit den zusammengepressten Handflächen die Hände nach unten, während die Finger weiter nach oben zeigen.

Macht die Handgelenke beweglich: Legen Sie die Handrücken gegeneinander, die Fingerspitzen zeigen nach unten. Ziehen Sie nun mit zusammengedrückten Handrücken die Hände so weit wie möglich nach oben und führen Sie diese dann wieder nach unten, wobei sie etwas nachfedern.

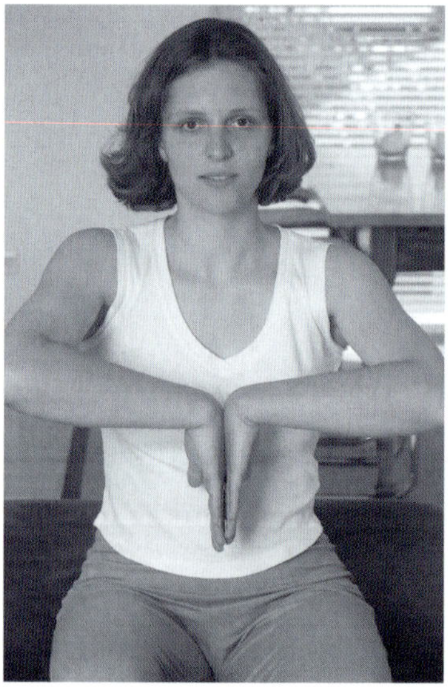

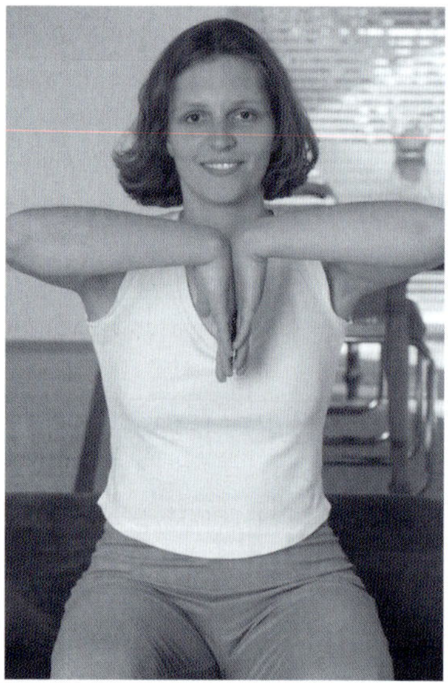

- Stellen Sie sich vor einen Hocker und stützen Sie die Hände darauf, während Knie und Ellenbogen gestreckt sind. Schieben Sie den Oberkörper nach vorn und wieder zurück – nach vorn und wieder zurück.

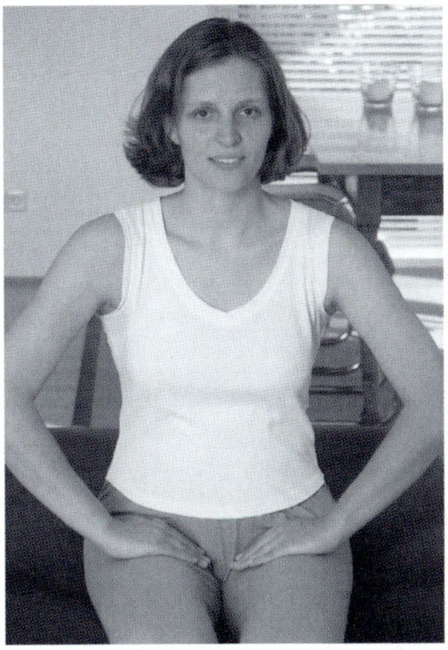

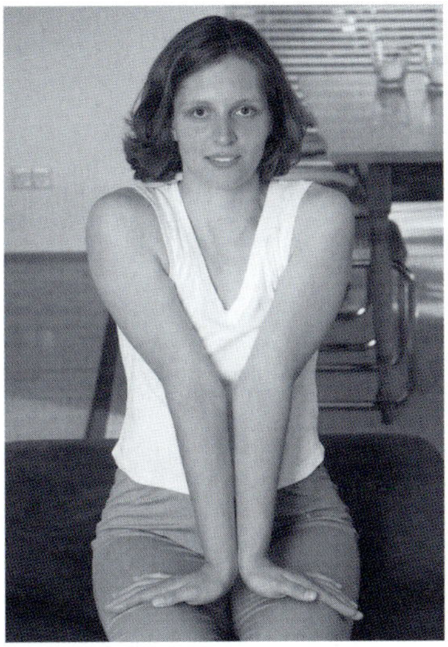

Setzen Sie sich auf einen Hocker, die Hände liegen auf den Oberschenkeln, die Fingerspitzen zeigen nach innen. Drehen Sie nun beide Hände langsam, bis die Fingerspitzen nach außen zeigen – so werden die Handgelenke beweglich.

## Übungen, die den Schultergelenken helfen

- Auf einem Hocker sitzend halten Sie den linken Arm gestreckt nach oben, während der rechte Arm locker nach unten hängt. Führen Sie den rechten Arm schwungvoll nach oben und gleichzeitig den linken Arm nach unten.
- Setzen Sie sich auf einen Hocker und fassen Sie mit den Händen – auf dem Rücken – ineinander. Nun drücken Sie die Arme ausgestreckt nach hinten hoch, federn etwas nach und versuchen dann, die Arme noch etwas höher nach oben zu drücken.

Entspannen Sie sich zwischen den Übungen!

- Greifen Sie mit dem linken Arm über den Kopf an Ihr rechtes Ohr und lassen Sie den Arm dann wieder sinken. Nun greifen Sie mit der rechten Hand über den Kopf zum linken Ohr.
- Rollen Sie mit Ihren Schultern mehrmals nach vorn und nach hinten und versuchen Sie dabei immer größere Kreise zu üben.
- Halten Sie die Arme seitlich waagerecht ausgestreckt, wobei die Handflächen möglichst weit nach hinten zeigen. Dann drehen Sie die Handflächen nach vorn.

Bewegliche Schultern und entspannte Rückenmuskeln: Falten Sie Ihre Hände hinter dem Rücken so, dass die Handrücken am Gesäß anliegen. Nun führen Sie die Hände am Rücken entlang so weit wie möglich hoch und federn nach.

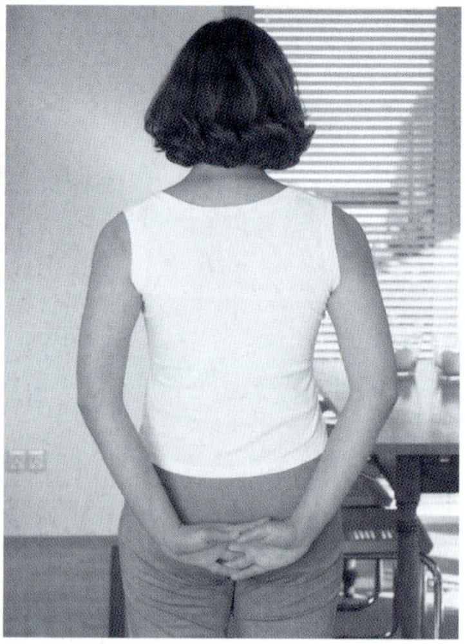

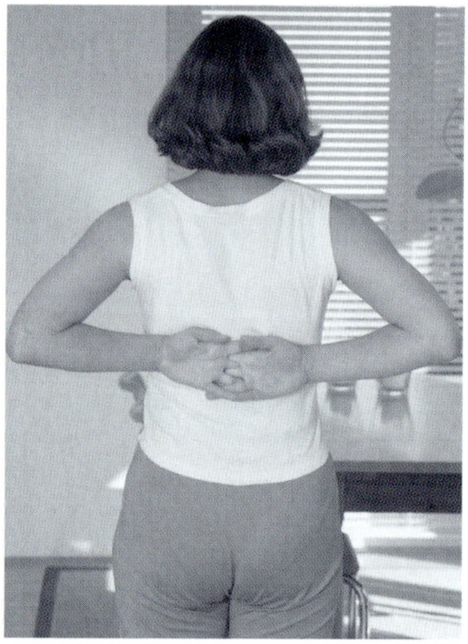

## Übungen, die den Ellenbogengelenken helfen

- Die gebeugten Ellenbogen liegen seitlich am Oberkörper, die Handflächen sind nach oben gerichtet. Nun werden die Hände so umgedreht, dass die Handflächen nach unten zeigen.
- Legen Sie die rechte Hand auf die rechte Schulter und die linke Hand auf die linke Schulter. Die Fingerspitzen liegen gerade eben auf. „Werfen" Sie nun die Hände so nach vorn, dass sich die Arme in den Ellenbogengelenken strecken.

## Übungen, die den Hüft- und Kniegelenken helfen

- Aus der stehenden Position ziehen Sie ein Knie mehrmals möglichst hoch an den Körper heran, anschließend folgt die gleiche Übung mit dem anderen Bein.
- Auf einen Hocker oder Stuhl wird abwechselnd der rechte, dann der linke Fuß gesetzt.
- Sie sitzen auf der Kante eines Hockers und halten sich an den Seiten fest. Ziehen Sie nun abwechselnd ihre angewinkelten Knie möglichst bis zur Brust hoch.
- Auf dem Boden im Schneidersitz sitzend, stützen Sie sich mit beiden Händen hinter sich auf dem Boden ab und strecken dann beide Beine gerade vor.

- Mit ausgestreckten Beinen auf dem Boden sitzend stützt man sich hinter sich auf dem Boden mit den Händen ab und zieht die Beine so weit wie möglich an den Körper, die Füße bleiben am Boden. Anschließend die Beine wieder strecken – nochmals heranziehen und wieder strecken.
- Setzen Sie sich weit hinten auf einen Hocker, legen Sie die Hände als Stütze unter die Oberschenkel und lassen Sie dann die Unterschenkel pendeln.
- Sie sitzen auf einem Hocker und halten sich an den Seiten fest. Heben Sie beide Beine in die Waagerechte – möglichst lange diese Stellung halten, danach beugen Sie die Knie wieder und stellen die Füße auf den Boden.
- Auf dem Boden liegend, haben Sie die Arme seitlich neben dem Körper, die Handflächen auf dem Boden. Heben Sie nun abwechselnd das linke und rechte Bein gerade ausgestreckt so weit wie möglich hoch und legen Sie es dann wieder auf den Boden.

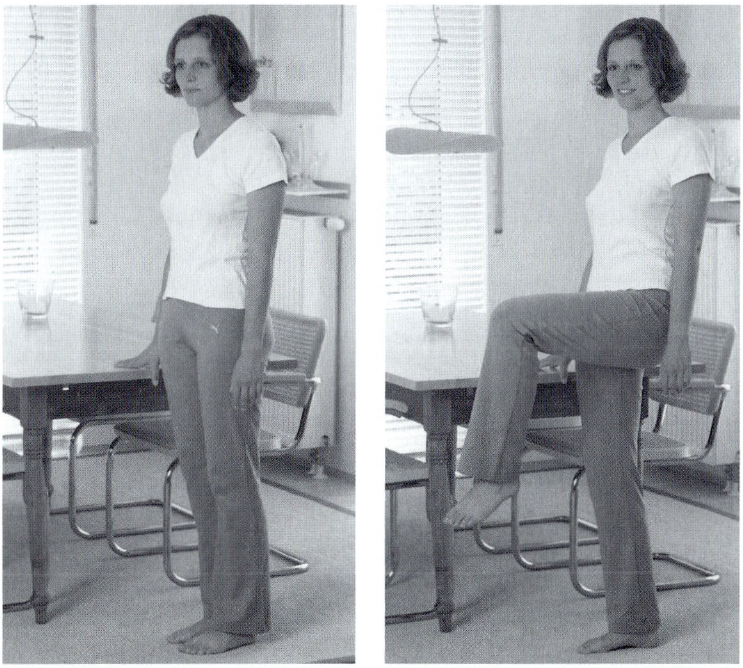

Neben einem Tisch stehend, halten Sie sich mit der rechten Hand an der Tischkante fest. Nun wird das linke Bein mit angewinkeltem Knie angehoben, der Oberschenkel weit nach links zur Seite geführt und wieder zurück. Übung mit dem rechten Bein wiederholen. Als Variante kann man die Übung mit gestrecktem Bein machen.

- Sie liegen mit angewinkelten Knien auf dem Rücken und stellen die Füße auf den Boden. Lassen Sie das linke Knie zur Seite fallen und führen Sie es wieder zurück. Anschließend folgt die Übung mit dem rechten Bein.
- Ausgestreckt auf dem Boden liegend heben Sie das linke Bein mit gestrecktem Knie hoch, führen es in einem Bogen nach außen und wieder nach innen, dann senken Sie es. Machen Sie die gleiche Übung mit dem rechten Bein.

### Übungen, die den Fußgelenken helfen

- Auf einem Stuhl sitzend wird der linke Fuß vom Boden abgehoben, das Bein dabei mit den Händen unter dem Knie gestützt. Drehen Sie nun das Fußgelenk so, dass die Fußspitze einen Kreis beschreibt – erst nach außen, dann innen herum. Führen Sie diese Übung auch mit dem rechten Fuß aus.
- Setzen Sie sich weit nach hinten auf einen Hocker und halten Sie sich an dessen Seiten fest. Nun die Füße leicht vom Boden heben und so drehen, dass beide Fußsohlen möglichst aneinander liegen, die Füße wieder auf den Boden stellen. Jetzt ziehen Sie die Außenkanten der Füße hoch – die Fußrücken möglichst dicht einander zugeneigt – und stellen die Füße wieder auf den Boden.
- Sie sitzen auf einem Stuhl oder Hocker, strecken beide Fußspitzen zum Boden und heben dann beide Füße so an, dass sich zwischen Schienbein und Fußrücken ein rechter Winkel ergibt. Es ist wichtig, dabei nur die Fußgelenke zu bewegen.

## Ausdauersportarten

Lieber wenig und täglich, denn viel und selten.
**Sebastian Kneipp**

Regelmäßige Bewegung ist für den rheumatisch belasteten oder geschädigten Menschen wichtig und auf Dauer eine große Hilfe. Mit Bewegung bei Gymnastik, Spiel oder Sport können Sie eine weitaus größere Wirkung erzielen, als durch jede noch so aufwändige, passive Behandlung (Massagen oder Krankengymnastik), die lediglich eine Alternative darstellt, wenn Sie sich nicht bewegen können.

## Regelmäßige Bewegung

- führt zur Kreislaufanregung und trainiert die Gefäße
- trainiert die Muskeln – der gesamte Halteapparat wird besser abgestützt, der Stoffwechsel angeregt, die Entschlackung verbessert
- erhält, verbessert und trägt zur Wiedergewinnung der Beweglichkeit von Gelenken und der Verbindungen zwischen Muskeln, Sehnen und dem Knochengerüst bei

Ausdauersport muss Spaß machen, darf Sie weder unterfordern noch überfordern. Allmähliche Leistungssteigerung und zwangloses Halten eines guten Leistungsniveaus sind die richtigen Zielsetzungen. Auch wenn Sie sich am Anfang eines Übungsprogrammes überwinden müssen, dürfen Sie sich auf Dauer zu nichts zwingen.

Die richtige Wahl der Sportart treffen Sie gemeinsam mit Ihrem Arzt und dem Fachtherapeuten. Das Übungsprogramm muss Ihrem Krankheitsbild und dem Schweregrad Ihrer Krankheit, Ihrer Konstitution und Ihrem Alter angepasst sein.

Mit Ausdauersport steigern Sie die Leistung von Herz und Kreislauf, fördern die Beweglichkeit und führen den Organen mehr Sauerstoff zu. Dieser günstige Effekt stellt sich ein, wenn Sie mindestens dreimal pro Woche aktiv sind und dabei für die Dauer von 10 Minuten oder etwas länger eine Pulsfrequenz von 170 minus Lebensalter erreichen. Untersuchungen haben ergeben, dass der Körper durch die Ausübung einer Ausdauersportart morphinähnliche Hormone entwickelt (Endorphine oder Enkephaline) – Substanzen, die schmerzlindernd und stimmungsaufhellend wirken.

Achtung: Übertreibungen bei unregelmäßigem Üben überlastet krankheitsanfällige Gelenke. Durch die unter Sauerstoffarmut entstandenen Stoffwechselprodukte kommt es zur Bildung von Milchsäure – Muskelkater ist die Folge, der die rheumatischen Beschwerden verstärkt.

Alle akut entzündlichen schmerzhaften Zustände erfordern körperliche Schonung und Ruhigstellung. Langfristig jedoch ist Unterforderung ebenso schädlich wie Übertreibung.

## Golf

Das Golfspiel können Sie in jedem Alter beginnen und bis ins hohe Alter hinein ausüben – ein Trainer bringt Ihnen die richtigen Grundbegriffe bei.

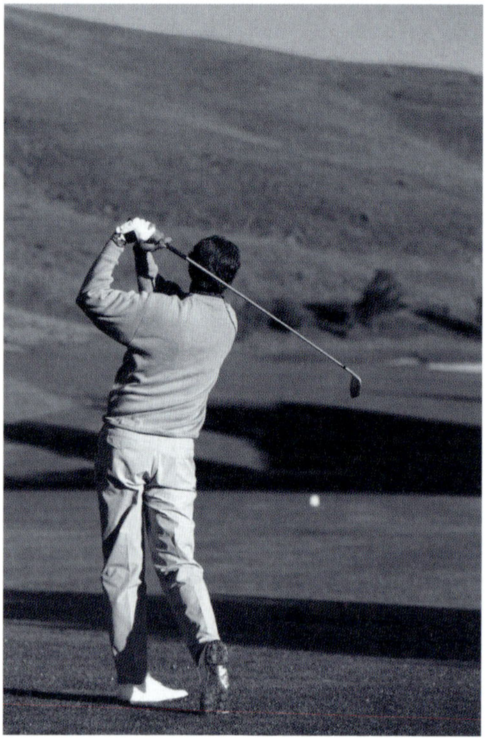

Diese Sportart bietet einen ausgewogenen Wechsel von Anspannung und Entspannung, dazu den Genuss und die Freude, sich an frischer Luft zu bewegen. Golf eignet sich bei Arthrosen der großen Gelenke, Weichteilrheumatismus und Haltungsschäden. Es ist die ideale Verknüpfung von leichter, federnder gymnastischer Bewegung ohne Extrembelastung mit konzentrativer Entspannung vor dem Schlag, schwungvoller Körperbewegung und stressabbauendem Gehen auf weichem Boden. Dieser Rhythmus wirkt auch sehr ausgleichend auf das vegetative Nervensystem.

Golf bietet altersunabhängig Bewegung und Entspannung an der frischen Luft.

## Rad fahren

Rad fahren – mindestens 3-mal in der Woche – wirkt sich sehr günstig aus bei Haltungsschäden, Wirbelsäulenverschleiß, Weichteilrheumatismus und Arthrosen der großen Gelenke. Bei dieser Sportart können Sie Ihre großen Gelenke relativ belastungsfrei bewegen und sich gleichzeitig an der Landschaft erfreuen.

**Bitte beachten:**
Pausen einlegen, wenn Sie sich müde fühlen oder ein Ziehen in den Beinmuskeln spüren.
**Wichtig:**
Beim Fahren aufrecht sitzen, nicht wie ein Rennfahrer mit gekrümmtem Rücken.

Sinnvoll ist es, sich ein bequemes Tourenfahrrad mit guter Gangschaltung und weichem Sattel zuzulegen und funktionsgerechte Kleidung. Die Oberbekleidung muss so lang sein, dass Hüften und Nieren immer bedeckt sind. Sehr schnell gerät man beim Radfahren ins Schwitzen und der kalten Fahrtwind kühlt unbedeckte Körperpartien stark aus – das kann Rheuma auslösen.

## Skilanglauf

Diese Sportart ist im Winter so ideal wie das Radfahren im Sommer, da mit ihr in ausgewogener und gut dosierbarer Weise Kraft, Geschicklichkeit, Atmung, Kreislauf und die Beweglichkeit aller Gelenke trainiert werden können.

Skilanglauf können auch ältere Menschen lernen und durchführen.

Besonders geeignet ist Skilanglauf bei Haltungsschäden und Wirbelsäulenerkrankungen, weil die Wirbelsäule kraftvoll bei vergleichsweise geringem Druck (Vermeidung von Stößen, Entlastung durch die Armarbeit) rhythmisch durchtrainiert wird. Auch bei Arthrosen der Hüften und Knie, die nicht zu weit fortgeschritten sind, ist diese Sportart eine gute Trainingsmöglichkeit, da es durch das kontinuierliche Gleiten der Ski nicht zu Stößen wie beim Gehen oder Joggen kommt. Bei einer versteiften Schulter führen die ausgreifenden Armbewegungen zur Mobilisierung. Besonders zu empfehlen ist Skilanglauf bei der Bechterew-Krankheit.

**Bitte beachten:**
Bei entzündlichen Gelenkerkrankungen (Polyarthritis) vor dem Langlauftraining den Arzt um Rat fragen, da ausgiebige Bewegungen und Kältereiz Rückfälle auslösen können.

## Wassergymnastik, Aquajogging, Schwimmen

Bei Muskelverspannungen, Arthrose, Haltungsschäden, Wirbelsäulenverschleiß und der Bechterew-Krankheit ist Bewegung im Wasser ideal. Auf wohltuende Weise werden Ihre Gelenke dabei gelockert und beweglich gehalten. Da die Auftriebskraft des Wassers für Schwerelosigkeit sorgt und dadurch die Gelenke entlastet werden, schmerzen sie weniger und man kann leichter die Gelenk-Beweglichkeit verbessern. Schwimmen und Gymnastik im Wasser trainieren Herz, Kreislauf und Atmung, und durch die Bewegungen gegen den Wasserwiderstand werden auch die Muskeln gekräftigt.

**Bitte beachten:**
Nicht mit vollem Magen ins Wasser gehen. Übelkeit und Schwindel könnten die Folge sein.

Gehen Sie nur am Warmbadetag (Wassertemperatur zwischen 32 und 34 °C) ins Hallenbad. Die Wassertemperatur sollte keinesfalls weniger als 29 °C betragen, weil Sie dann Ihre Körperwärme an das Wasser abgeben und zu frieren oder zu frösteln beginnen. Dadurch entstehen reflektorisch Muskelverspannungen, die ja eigentlich gelöst werden sollen.

Bewegung im Wasser, das schont die Gelenke und sorgt trotzdem für Kondition.

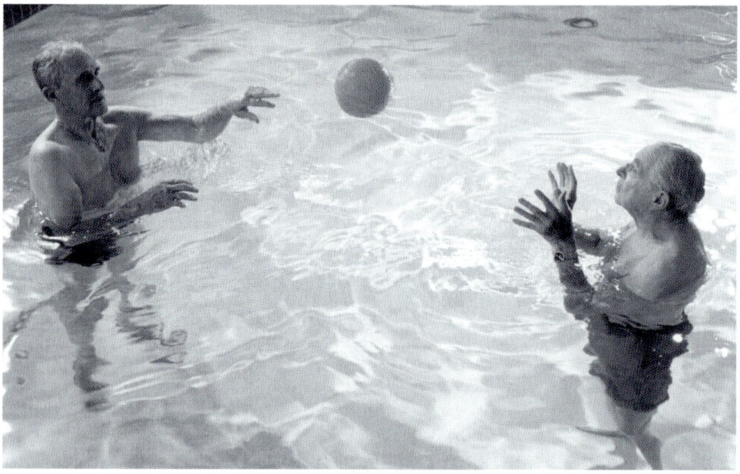

Während der Übungen richtig atmen: Bei Anspannung der Muskeln und Einsatz der Kraft ausatmen, in der Entspannungsphase einatmen.

Bevor Sie ins Schwimmbecken gehen, duschen Sie so lange warm oder heiß, bis Ihr Körper gut durchgewärmt ist – zum Abschluss folgt ein kühler Guss. Nach der Übung im Wasser ist eine Ruhepause notwendig, in der sich der Körper wieder erwärmen muss. Keinesfalls dürfen Sie danach frieren. Sollten Sie doch etwas frösteln, dann heiß duschen mit anschließender kurzer Abkühlung, um den Körper zur Wärmeproduktion anzuregen.

Wassergymnastik können Sie auch unter Anleitung eines Therapeuten üben. Sprechen Sie darüber mit Ihrem Arzt.

Wir empfehlen Ihnen vor allem das Rückenschwimmen. Es stabilisiert die Wirbelsäule, weil es gleichzeitig die Bauchmuskeln trainiert, was eine zu starke Kippung im Lendenwirbelbereich (Hohlkreuz) verhindert. Die leichten Auf- und Abwärtsbewegungen der Beine sind dabei für die Wirbelsäule besonders günstig. Beim Brustschwimmen kann es leicht passieren, dass Sie die Hals- oder Lendenwirbelsäule überstrecken, wenn Sie den Kopf aus dem Wasser recken. Das reizt die Nervenwurzeln, die Muskelverspannung wird erhöht und es kann sogar ein Hexenschuss ausgelöst werden. Bei rheumatischen Leiden an der Hals- und Lendenwirbelsäule sollte man daher besser auf das Brustschwimmen verzichtet.

Als Gymnastik für die Wirbelsäule eignet sich vor allem folgende Übung: Die Arme liegen auf dem Beckenrand, die Beine im Wasser fahren Fahrrad, den Unterkörper drehen Sie dabei nach links und rechts.

Auqajogging findet im tiefen Wasser statt – ohne Berührung mit dem Boden. Ein Schwimmgürtel, der in Bauchhöhe mit elastischen Bändern um den Körper gebunden wird, ermöglicht ein aufrechtes „Schweben“ im Wasser. Arme und Beine können so frei gegen den Wasserwiderstand bewegt werden und diese Art des Joggens ist zudem freundlich zu den Sprung- und auch den Kniegelenken.

### Tanzen

Bewegung soll Freude machen. Nutzen Sie deshalb jede Gelegenheit, sich im Tanz spielerisch nach eigenen Möglichkeiten zu bewegen, und nutzen Sie auch die Tanzspiele und Trimm-Tanz-Angebote, die viele Heilbäder und Kurorte speziell für ihre Gäste mit muskulären- und Geleksproblemen anbieten. Auf zwanglose Weise wird hier neben dem Tanzvergnügen ein leichtes Fitness-Geschicklichkeits-Training durchgeführt. Auch jede Volkshochschule bietet Tanzkurse für Anfänger und Fortgeschrittene an.

Mit einem Tänzchen in Ehren schaffen Sie sich den besten Abschluss für einen gesundheitsorientierten Tag.

Wenn Sie einmal mehrere Runden getanzt haben, dann werden Sie feststellen, dass nicht nur Ihr Kreislauf ganz schön in Schwung und Sie ins Schwitzen gekommen sind, auch Alltagssorgen, Ärger und Spannungen haben sich aufgelöst, während Sie sich im Kreise drehten.

## Richtig Essen

Bei rheumatischen Erkrankungen sollten Sie, soweit diese durch Stoffwechselkrankheiten bedingt oder mitbedingt sind – also bei fast allen –, besonders sorgfältig auf eine gesunde, ausgewogene Ernährung achten. Denn bei chronischen rheumatischen Beschwerden und Schmerzzuständen der Muskeln, Sehnen, Nerven und des Fettgewebes (Weichteilrheumatismus) und bei vielen entzündlichen rheumatischen Erkrankungen der Gelenke und der Wirbelsäule bis hin zur chronischen Arthritis können Sie die Schmerzintensität und Ihr Krankheitsgefühl durch Nahrungsumstellung langfristig deutlich bessern. Erste Erfolge können Sie zwei bis drei Monate nach der Ernährungsumstellung erwarten.

Eine der Voraussetzungen für einen gesunden und gut funktionierenden Stoffwechsel ist die richtige Ernährung.

Neben der Qualität dessen, was Sie essen, ist es aber auch besonders wichtig, wie Sie essen. Langsames Essen, sorgfältiges Kauen und gutes Einspeicheln, am besten nach einer Ruhepause vor dem Essen von etwa 10 bis 15 Minuten, ist wichtig für die ungestörte Tätigkeit der Verdauungsdrüsen. So wird die aufgenommene Nahrung so gut als möglich aufgeschlossen und der Darm kann dann deren Inhaltsstoffe anschließend aufnehmen und verwerten.

Die Übersicht auf Seite 76 bietet Ihnen klare Anregungen zur Gesundheitsschutzkost, auf die Sie sich ohne Mühe im Alltag umstellen können. Sie zeichnet sich vor allem dadurch aus, dass sie fleischarm bis fleischfrei ist und frei von denaturierten Produkten (Weißmehl und Zucker).

## Zivilisationskost

Diese Kostform ist ein krankmachendes Produkt unserer Zivilisation.

Grundsätzlich gute Nahrungsmittel werden hier durch Denaturierung wertlos gemacht, d.h. die Lebensmittel wurden mechanisch, chemisch oder durch Erhitzen verändert. Meist geschieht dies schon, bevor sie dem Verbraucher angeboten werden: Vollkorn, das durch Auszug wertvoller Keim- und Schalenbestandteile des Kornes weiß gemacht wird und dem wertvolle Fette, Öle und Ballaststoffe, die günstig auf den Stoffwechsel wirken (cholesterin- und blutzuckersenkend, Darm anregend) entzogen werden.

Legen Sie mindestens drei fleischfreie Tage pro Woche ein!

Häufig stehen im Mittelpunkt unserer gewohnten Ernährung Fleisch und Kochsalz. Die gerade noch verträgliche Menge von 150 Gramm Fleisch täglich wird allerdings sehr oft weit überschritten! Neben Fäulniszuständen im Darm, die von Blähungen begleitet sind, kommt es bei dieser Art der Ernährung oft zu einer generellen Übersäuerung des Körpers und damit zur Krankheitsbereitschaft. Auch Kochsalz wird oft weit über das erforderliche Maß von 3 bis 6 Gramm täglich aufgenommen. Versteckt vorhanden ist es vor allem in Fleisch-, Wurst- und Brotwaren.

Kartoffeln verlieren durch die Art der Zubereitung (zum Beispiel Salzkartoffeln) ihre wertvollen Bestandteile wie Minerale, Vitamine und Spurenelemente an das Wasser.

Einige Getränke, die häufug und viel getrunken werden, entlasten und entgiften den Stoffwechsel nicht, sondern sollen häufig anregen oder aufputschen wie zum Beispiel Kaffee, Schwarzer Tee, Cola-Getränke oder aber beruhigen wie Alkohol. Neben Nervenreizungen kommt es dadurch häufig zu einer Austrocknung (Kaffee und Schwarzer Tee – beide entziehen sie dem Körper Flüssigkeit) und Übersäuerung des Stoffwechsels und es wächst damit die Bereitschaft des Körpers zu rheumatischen Erkrankungen.

## Vollwertkost

Ausgewogenheit, Abwechslungsreichtum und eine schonende Zubereitung, das zeichnet die Vollwertkost aus. Bevorzugt werden naturbelassene, frische und möglichst auch unveränderte Lebensmittel. Mechanisch, chemisch oder durch Erhitzen veränderte Lebensmittel werden nur dann verwendet, wenn diese Behandlung sinnvoll oder notwendig ist.

Menschen mit gesundem Stoffwechsel hilft diese Ernährungsform ihre Gesundheit auf Dauer zu stabilisieren.

Das Zerkleinern wie Schneiden, Raspeln oder Mahlen erfolgt so schonend wie möglich und erst kurz vor dem Verzehr, um den Verlust wertvoller Bestandteile gering zu halten, zu dem es in Verbindung mit Sauerstoff (Oxidation) kommt. Schonendes Garen wie Dämpfen, Dünsten und Schmoren im eigenen Saft, und das nur möglichst kurz, wird bevorzugt. Konservierte oder synthetische Nahrungsmittel, zum Beispiel Kunsthonig, Fertigsoßen und künstliche Aromastoffe werden nicht verwendet. Die notwendige Konservierung erfolgt mithilfe von wertschonenden Verfahren (wie zum Beispiel Milchsäuregärung oder Tiefgefrieren).

Die Auswahl der Nahrung richtet sich bei der Vollertkost nach dem jahreszeitlichen Angebot. Fleisch und Fisch werden lediglich als Beilage und nicht öfter als dreimal wöchentlich verzehrt.

Die Nahrung wird weder zu heiß noch zu kalt gegessen. Gründliches Kauen und Einspeicheln schult bei dieser Nahrungsform Ihren Sättigungsreflex, sodass Sie meist automatisch nicht mehr zu viel essen – die sicherste und einfachste Art, Ihr Idealgewicht zu erreichen oder zu erhalten.

Mit der richtigen Ernährung können wir viel für unseren Stoffwechsel tun.

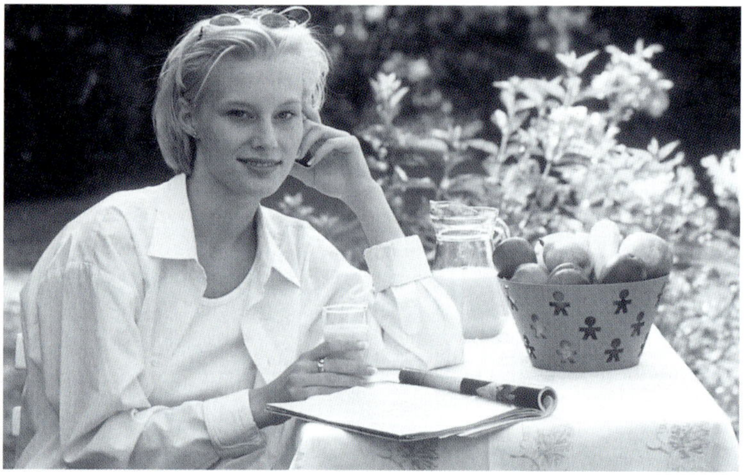

## Lakto-vegetabile Heilkost

Hat sich als heilende Intensivernährung bei den meisten chronischen Krankheiten bewährt.

Mit dieser Mischkost aus pflanzlicher Nahrung, Milch und Milchprodukten werden dem Körper alle notwendigen Bestandteile zugeführt, während das Überflüssige, den Stoffwechsel belastende, auf ein Minimum reduziert ist. Die allgemeine Abwehrleistung des Körpers, auch Infektionskrankheiten gegenüber, wird in hohem Maße gestärkt, und die Entzündungsbereitschaft bei rheumatischen Erkrankungen geht stark zurück.

Neben der entzündungshemmenden, Infekte abwehrenden Wirkung hat diese Kostform auch einen Blutdruck stabilisierenden Effekt. Hoher Blutdruck sinkt, niedriger Blutdruck macht häufig keine Beschwerden mehr. Das Herz wird durch die verminderte Kochsalzzufuhr entlastet und seine Muskulatur durch den Kalium- und Magnesiumreichtum gestärkt. Allgemeines Schwächegefühl verschwindet häufig ebenso wie nervöse Übererregbarkeit. Auch die Blutfette und der Blutzucker normalisieren sich. Wenn diese Kost nicht zum Erfolg führt, sollten Sie abklären lassen, ob bei Ihnen eine Allergie gegen Milch und Milchprodukte vorliegt.

Da bei dieser Kost keine Mangelerscheinungen auftreten können, ist sie auch als Dauernahrung geeignet. Im Unterschied zur Vollwertkost gibt es aber weder Fleisch noch Fisch. Das für uns notwendige Eiweiß ist in den Pflanzen, der Milch und den Milchprodukten (vorzugsweise denen der Magerstufe) enthalten. An Kochsalz wird nur das gesunde Minimum, also maximal 3 bis 6 Gramm täglich, zugeführt. Flüssigkeit nimmt man in Form von verschiedenen Kräutertees und heilenden Mineralwässern zu sich.

Je roher und naturbelassener die Nahrung ist, desto länger muss sie gekaut werden!

Langsames Essen und gründliches Einspeicheln (gute Mundvorverdauung) sind bei dieser Nahrungsform ganz besonders wichtig, da es beim Hinunterschlingen der überwiegend pflanzlichen Nahrung zu unangenehmen Blähungen (Gärungsprozessen) kommen kann. Durch das lange Kauen und Auskosten werden Aromastoffe freigesetzt, die wir sonst eigentlich kaum kennen lernen. Diese Nahrung schmeckt also immer besser, je länger man sie kaut, wohingegen bei einer Ernährung, bei der das Fleisch überwiegt, die Geschmacksqualitäten bei längerem Kauen nachlassen, sobald die ersten scharfen Gewürze (vor allem das Salz) durch den Mundspeichel verdünnt wurden.

Bei der Umstellung auf diese Ernährungsform sind entblähende Kräutertees (zum Beispiel Anis, Fenchel und Kümmel) wirksame Hilfen!

Einen Nachteil dieser Ernährungsform, dem häufig auftretenden Frieren oder Frösteln auf Grund der verminderten Eiweißzufuhr, können Sie leicht entgegenwirken durch geeignete Wärmezufuhr (s. Seite 34) und Training Ihres Wärmeregulationsvermögens (s. Seite 54).

## Ernährungsumstellung

| | von der den Stoffwechsel belastenden Zivilisationskost ... | hin zur gesunden Vollwertkost .... | oder zur lakto-vegetabilen Heilkost |
|---|---|---|---|
| ***Pflanzliche Lebensmittel*** | | | |
| Getreide | Weißes Auszugsmehl, Gebäck aus Feinmehl wie Kuchen, Torten, Weißbrot, Semmeln, Graubrot | Haferflocken, Fertigmüsli, Birchermüsli, Vollkorn, Vollkornteigwaren, Vollkorn | Frischkornbrei, Sechskornbrei, frisches Getreide: Weizen, Roggen, Hafer, Gerste, Buchweizen, Hirse, Grünkern, Dinkel, Reis, Mais; gekeimte Körner |
| Obst | Kompott, Obst in Dosen, kandierte Früchte | Frischobst, tiefgefrorenes und gedämpftes Obst | Reichlich Frischobst, Stein-, Beeren- und Kernobst nach Jahreszeit |
| Gemüse | Gemüsekonserven, gekochtes Gemüse | frisches Gemüse als Rohkost, gedünstetes Gemüse, gefrorenes Gemüse, Gartengemüse | Alle Stängel-, Wurzel-, Knollen-, Frucht-, Blüten- und Blattgemüse als Rohkost vor der Mahlzeit und als Hauptmahlzeit; kurz gedünstetes Gemüse |
| Kartoffel | Veredelungsprodukte, Salzkartoffeln, Chips, Kartoffelfertiggerichte | Pellkartoffeln | Pellkartoffeln in der Folie, am besten mit Schale |
| Süßspeisen und Süßigkeiten | Feingebäck, Schokolade, Bonbons, Pralinen, Marmelade, Süßspeisen mit viel Zucker, Eis | Sehr sparsam gezuckertes Vollkorngebäck, Imkerhonig als Brotaufstrich und als Süßungsmittel, Obstdicksaft, Ahornsirup | Sparsam Qualitätshonig, süßes Obst, Trockenfrüchte; keinen Zucker |
| Öl | Öle mit sehr hohem Anteil an gesättigten und einfach ungesättigten Fettsäuren, Olivenöl | Hochwertige Pflanzenmargarine, Keimöle | Kalt gepresste Keimöle: Sonnenblumen-, Lein-, Distel-, Maiskeimöl; wenig hochwertige Pflanzenmargarine |

Fortsetzung: Ernährungsumstellung

| | von der den Stoffwechsel belastenden Zivilisationskost ... | hin zur gesunden Vollwertkost .... | oder zur lakto-vegetabilen Heilkost |
|---|---|---|---|
| *Gewürze* | Kochsalz (NaCl) bis zu 13 g/Tag (Bedarf 3–6 g/ Tag) | Sparsam oder mit Alternativen: Kaliumsalze (Ambisalz, Sinasalz), Kräutergewürze | Frische Kräuter; kein Salz |
| *Tierische Lebensmittel* | | | |
| Fleisch | Fleisch- und Wurstwaren als Hauptmahlzeiten, Fleischextrakte | Magere Fleischsorten, Rind, Wild, Geflügel, magere Wurstsorten, Geflügelwurst, aber nicht täglich | Kein Fleisch und keine Wurst |
| Fisch | Fettreiche Fische: Makrele, Hering, Aal, panierter Fisch, Fischfertiggerichte | Wenig Fisch, nur Bach- und Seefische blau, im Fischsud gegrillt | Kein Fisch |
| Eier | Das tägliche Frühstücksei, gebratene Eierspeisen | Frisches weichgekochtes Landei | Ab und zu ein Landei als Zutat; besser keine Eier |
| Milch und Milchprodukte | Milch, Dosenmilch, Sterilmilch, Milchpulver, Schmelzkäse, fettreicher Käse | Frische Vollmilch, Joghurt, Dickmilch, Kefir, Buttermilch, Molke, Rahm, Quark, nicht zu fetter Käse | Rohe, höchstens erwärmte Vorzugsmilch und Sauermilchprodukte mit rechtsdrehender Milchsäure, Magerquark |
| Fette | Schweineschmalz, Rindertalg, Fett zum Braten und Frittieren, Schmalzgebackenes | Butter als Streichfett und – selten – erhitzt | Kein tierisches Fett |
| *Getränke* | Künstliche Mineralwässer, Kaffee, Schwarztee, Alkohol, Limonade, Cola-Getränke | Kräutertee, Malzkaffee, kohlensäure- und kochsalzarmes mineralsstoffreiches Mineralwasser; wenig Alkohol | Kräutertee, Malzkaffee; keine alkoholischen Getränke: mineralstoffreiches Mineralwasser |

## Kuren zur Umstellung auf die richtige Ernährung

Die das Rheuma begleitenden Erkrankungen, vor allem die Verstopfung, können fast immer und meist auf Dauer beseitigt werden.

**Die F.X. Mayr-Kur** ist nach dem österreichischen Arzt Dr. Mayr (1875 bis 1965) benannt, der diese Fastentherapie auf Grund der Erkenntnis entwickelte, dass die meisten Krankheiten ihren Ursprung in einem geschwächten Darm haben – er wird bei dieser Kur daher einer besonders intensiven Entschlackung unterzogen. Die meisten chronischen Krankheiten, auch die rheumatischen, können, wenn nicht endgültig geheilt, so doch langfristig gelindert werden. Neben der Gewebsentquellung und Entzündungshemmung kommt es zur Stabilisierung des vegetativen Nervensystems. Übergewicht wird abgebaut und der Harnsäurespiegel im Blut gesenkt. Auch die meisten anderen Stoffwechselstörungen (Fettstoffwechselstörungen, Bluthochdruck) werden normalisiert.

Der Darm wird durch Einläufe und magnesiumhaltige Trinklösungen, die morgens nüchtern getrunken werden, gründlich gereinigt – auch von sehr alten Stoffwechselschlacken. Außerdem bekommt der Patient eine spezielle massageähnliche Darmbehandlung.

Man muss die Menschen nicht das Fasten, sondern das richtige Essen lehren! (Dr. Mayr)

Das Mayr-Fasten beginnt meist mit einigen Kräuterteetagen, danach gibt es dreimal täglich eine altbackene, trockene Semmel, die zusammen mit Milch sehr gründlich gekaut wird. Das entlastet den Darm weitgehend und die winzigen Bissen, zusammen mit dem langsamen, gründlichen Kauen, gewöhnen uns das so wichtige langsame Essen – auch nach dem Fasten – das uns zu einer dauerhaften Stabilisierung unserer Gesundheit verhilft.

Während dieser Kur kann man meist auf Rheumamittel verzichten ohne Schmerzen zu haben.

Die nachfolgende, milde Ableitungsdiät, die auf den ähnlichen Grundlagen wie die Vollwertkost und die lakto-vegetabile Heilkost aufgebaut ist, entlastet den Stoffwechsel weiter. Der Organismus wird entsäuert und entschlackt – auch dann, wenn Rheumamittel lange Zeit eingenommen wurden.

**Heilfasten bedeutet:** Den Körper entschlacken, entgiften, entlasten. Geist und Seele ordnen. Mit keiner anderen Methode kann erreicht werden, wozu Fasten in der Lage ist: Dem Körper das Notwendige erhalten und das Überflüssige, das Krankmachende beseitigen.

Nahezu alle Krankheiten des rheumatischen Formenkreises lassen sich durch Fasten wesentlich bessern. Schmerzen werden gelindert, auch wenn sie häufig nicht für immer verschwinden. Meist kann während des Heilfastens auf Rheumamittel, auch auf Kortison und Schmerzmittel, verzichtet werden. Das entlastet die meist durch starke Medikamente überbeanspruchten Entgiftungsorgane Leber und Niere.

Die „Operation ohne Messer" reinigt Stoffwechsel und Bindegewebe von allem Überflüssigen und Krankmachenden.

Je früher Sie sich zum Heilfasten entschließen, desto eher erholt sich Ihr Körper, indem er sich von Krankmachendem befreit. Sie sollten vorbeugend regelmäßig jedes Jahr eine Heilfastenkur machen.

**Bitte beachten:**

**Bevor Sie eine Heilfastenkur machen, müssen Sie mit Ihrem Arzt sprechen! Nur er kann Ihnen sagen, ob diese recht radikale Methode für Sie geeignet ist. Hat er Ihnen „Grünes Licht" gegeben, so sollten Sie sich, besonders wenn es Ihre erste Fastenkur ist, in einer Fastenklinik einem erfahrenen Fastenarzt anvertrauen.**

## Stoffwechsel-Entlastungstage

**Saftfasten-Tage** eignen sich als Form der Stoffwechselentlastung vor allem bei weichteilrheumatischen Beschwerden. Auch chronische Arthrosen, selbst wenn sie akut entzündlich sind, können positiv beeinflusst werden. In dieser Phase gehört die Anleitung zum Fasten jedoch in die Hand eines mit dieser Methode vertrauten Arztes. Wollen Sie bei akuten Gelenkentzündungen das Gewebe entquellen und die Entzündung hemmen, können Sie beispielsweise einen Fastentag einschalten – einmal in der Woche, immer am selben Tag.

Bei der Linderung vieler rheumatischer Erkrankungen spielt die Entlastung des Stoffwechsels durch richtige Ernährung eine wichtige Rolle.

- **7.00 Uhr:** $^1/_4$ Liter Rheumatee (s. Seite 49) in ganz kleinen Schlucken trinken.
- **9.00 Uhr:** $^1/_4$ Liter ungesüßten Johannisbeer- oder Traubensaft je nach Geschmack, verdünnt mit $^1/_4$ Liter Wasser, in kleinen Schlucken trinken. An kalten Tagen ist Kräutertee besser. Gut für Magen und Darm sind Kamillen-, Pfefferminz- oder Fencheltee.

- **12.00 Uhr:** Vor dem Essen eine Ruhepause zur inneren Einstimmung. $^1/_2$ Liter (2 Teller) salzlose Gemüsebrühe (Würfel oder Extrakt aus dem Reformhaus oder selbst frisch zubereitet) langsam und genüsslich kauen!. Nach dem Essen eine Ruhepause, danach ein kleiner Spaziergang. Zwischen den Mahlzeiten frisches Wasser oder möglichst kochsalzarmes Mineralwasser trinken.
- **15.00 Uhr:** 1 kleine Flasche ungesüßten Apfelsaft, 1:1 verdünnt mit Wasser, in kleinen Schlucken trinken.
- **17.00 Uhr:** 1 Tasse Kräutertee nach Geschmack, danach Wechselduschen oder Schwimmen mit anschließender Ruhepause. Sie dürfen nicht frieren oder frösteln. Vor und nach dem Schwimmen heiß duschen (kühl abschließen!).
- **19.00 Uhr:** Ein kurzer Spaziergang an der frischen Luft, anschließend 2 Tassen Fenchel-, Anis- oder Kamillentee trinken, gesüßt mit 1 Teelöffel Honig.
- **21.00 Uhr:** 2 Tassen Kamillentee. Als Geistesnahrung gute Lektüre, Musik oder ein schönes Hobby – zur Einstimmung auf den Schlaf. Sollten Sie frieren oder frösteln, hilft ein warmes Fußbad oder eine Wärmflasche.

Rohkost senkt den hohen Blutdruck.

**Rohkost-Tage** regen die Verdauung an und der Sättigungseffekt ist bei langsamem Essen, gutem Kauen und gründlichem Einspeicheln sehr groß. Die Bircher-Benner-Diät, benannt nach Dr. Bircher-Benner (1867 bis 1939), der viele Krankheiten durch diese Kostform heilen konnte, ist eine vollwertige Nahrung, bei der die pflanzliche Rohkost im Mittelpunkt steht.

Rohkost schützt den Organismus vor Übersäuerung – die Anfälligkeit für viele chronische, auch rheumatische Erkrankungen wird vermindert. Neben der Stoffwechselentlastung kommt es zur Stabilisierung des Blutdrucks, auch erhöhter Blutzucker und erhöhte Blutfettwerte normalisieren sich. Kochsalz und überflüssiges Gewebswasser werden ausgeschieden, was zur Entzündungshemmung und langfristig zu Gewichtsabnahme führt.

## Rohkosttag nach Bircher-Benner

Morgens eine Frischkornbrei-Zubereitung: Dazu nehmen Sie pro Person 2 Esslöffel Dinkel, der am Vorabend grob zerkleinert (Getreide- oder Kaffeemühle), mit Wasser zu einem dicken Brei angerührt wurde und zugedeckt über Nacht im Kühlschrank stand. Den Brei mit etwas warmem Wasser verrühren und mit 5 gehackten Mandeln, Hasel- oder Walnüssen bestreuen. Einen Apfel, möglichst aus biologischem Anbau, mit Schale und Kerngehäuse reiben und unter den Brei mischen.

Bei diesem Mittagessen wichtig: gründlich kauen und sorgfältig einspeicheln!

Mittags folgt die Rohkost: Dazu nehmen Sie Gemüse, das unter der Erde, und Gemüse, das über der Erde wächst – so zum Beispiel Feldsalat und Zwiebeln, grüner Salat und Möhren, Blumenkohl und Sellerie. Die Salate und Gemüse werden mundgerecht zerkleinert und mit 1 Teelöffel Zitronensaft und 1 Teelöffel kalt gepresstem Pflanzenöl (aus dem Reformhaus) angerichtet.

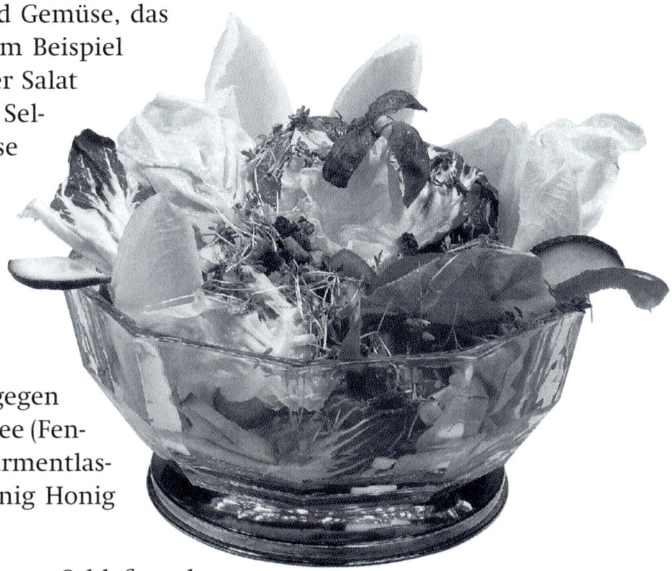

Abends gegen 17 Uhr und gegen 19 Uhr: Je eine Kanne Kräutertee (Fenchel, Anis, Kümmel) zur Darmentlastung trinken, den Sie mit wenig Honig süßen.

Vor dem Schlafengehen: 2 Tassen Schlaf- und Beruhigungstee mit wenig Honig trinken (Baldrian, Hopfen, Melisse).

Rohkost muss gut gekaut werden.

Wichtig: Stoffwechsel und Verdauungsdrüsen benötigen etwas Zeit, bis sie sich auf die Verdauung der Rohkost eingestellt haben. Bis dahin sollten Sie wegen der möglichen Blähungen und dadurch bedingter eventueller Schlafstörungen die Abendmahlzeit nicht nach 17 Uhr einnehmen!

Zwischen den Mahlzeiten 2 Liter Flüssigkeit trinken (ungesüßte Kräutertees oder Kochsalz- und kohlensäurearmes Mineralwasser).

**Reis-Tage** wirken entquellend auf das Gewebe, entzündungshemmend und Blutdruck senkend auf Grund der Kochsalzausscheidung. Durch die Zufuhr des wichtigen Kaliums wird die Wasserausscheidung gefördert, die Darmbewegung und Verdauungstätigkeit angeregt und es kommt zur Gewichtsabnahme.

200 g Natur-Rundkornreis in der doppelten Volumenmenge Wasser (z.B. 1 Tasse Reis mit 2 Tassen Wasser) ohne Salz und Zucker etwa 40 Minuten garen – richten Sie sich nach den Angaben auf der Packung – und in 3 Portionen aufteilen:

Morgens essen Sie den Reis mit 3 oder 4 ungeschwefelten, am Abend zuvor eingeweichten Trockenpflaumen,

mittags mit 2 gedünsteten oder gegrillten Tomaten mit frischen Kräutern ohne Salz,

abends mit Apfelmus ohne Zucker.

**Kartoffel-Tage** wirken entquellend auf das Gewebe, entzündungshemmend, Blutdruck senkend und herzentlastend durch die Kochsalz- und Wasserausscheidung.

Wichtig: Diese Ernährungsform eignet sich besonders, wenn rheumatische Erkrankungen mit Herzkrankheiten kombiniert sind, da Kochsalzansammlung im Körper das Herz belastet.

Die 1 bis 1,25 kg Kartoffeln, die auf 3 Portionen über den Tag verteilt werden, sollten möglichst aus biologischem Anbau stammen. Gegessen werden sie:

morgens als Suppe: Gehackte Zwiebel in wenig Butter andünsten, Kartoffelstückchen zugeben, mit Wasser auffüllen, weich kochen, mit frischen Kräutern abschmecken. Kein Salz!

mittags als Folienkartoffeln, zusammen mit Schmorgurken, gedünsteten Zucchini, Möhren oder einem anderen Gemüse sowie mit Kümmel und frischen Kräutern;

abends als Kartoffelbrei.

# Entspannung: Wichtig für Leib und Seele

Der Arzt bemüht sich, organische Störungen und ein Ungleichgewicht in den Wechselbeziehungen zwischen Körper, Geist und Seele aufzudecken und zu beseitigen, um den Patienten zu körperlich-seelisch-geistiger Harmonie zurückzuführen. Die dazu geeigneten Methoden müssen beim Rheumapatienten den gesamten Lebensbereich einbeziehen – von der Schmerzbefreiung bis hin zur gesundheitsbewussten Ausrichtung seiner Lebensweise. Deshalb wird der Patient angeleitet, selbst aktiv Gesundheitsvorsorge zu betreiben.

Voraussetzung für Gesundheit: in Einklang und Harmonie mit sich selbst leben, mit Körper, Geist und Seele.

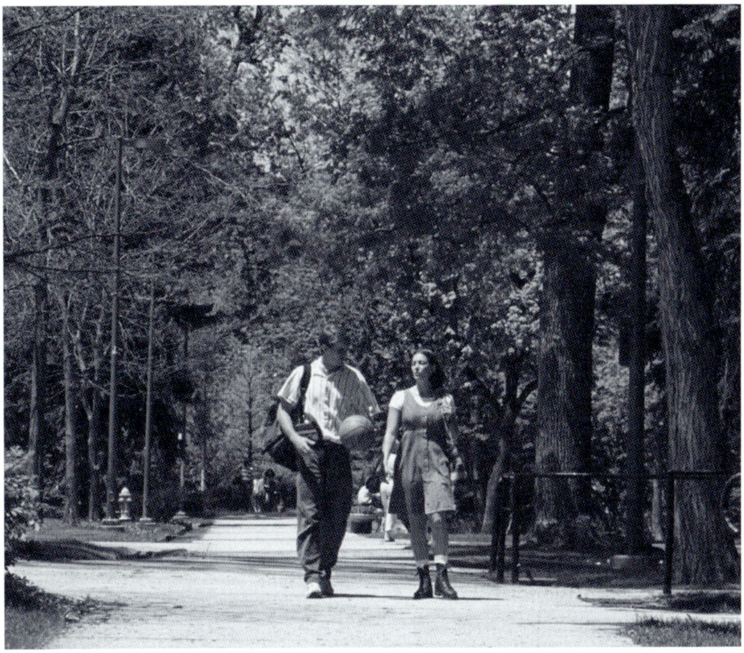

Ohne Harmonie von Leib und Seele kann unser vegetatives Nervensystem, das die Funktionen aller inneren Organe steuert, nicht ungehindert arbeiten. Von der Leistung des Vegetativums hängt aber weitgehend ab, ob wir gesund oder ob wir krank sind.

Schaffen Sie sich Ihre Ruhezeiten für die Seele.

Sie sollten erkennen lernen, dass Sie selbst rechtzeitig die Verantwortung für Ihre Gesundheit übernehmen müssen, die Gesundheit nicht als „Grundrecht einklagen“ und die Verantwortung dafür allein dem Arzt überlassen können. Nehmen Sie die vom Arzt angebotenen Hilfen an und arbeiten Sie aktiv an Ihrer eigenen Gesundheit!

## So funktioniert das vegetative Nervensystem

Das vegetative Nervensystem, kurz Vegetativum genannt, besteht aus zwei Systemen: dem Leistungs- und Umweltnervensystem (Sympathikus) und dem Ruhe- und Erholungsnervensystem (Parasympathikus oder Vagus). Der Sympathikus macht den Organismus leistungsbereit, leistungsfähig und umweltorientiert. Durch ihn werden seelische und körperliche Reserven mobilisiert, die Ermüdung hinausgeschoben. Der Parasympathikus sorgt dagegen für die Erholung des Körpers, den Aufbau von Reserven, er ordnet die Selbstheilungskräfte und gibt seelische Kraft, die bei chronischen Erkrankungen so notwendig ist.

Das vegetative Nervensystem arbeitet wie eine Steuerungszentrale. Es ist dem Willen nicht unterworfen und lenkt alle unbewussten Lebensvorgänge wie Atmung, Herztätigkeit, Nervenfunktionen, die Blutzirkulation, Magen- und Darmarbeit sowie die Reinigungsfunktionen von Leber und Nieren. Wenn das vegetative Nervensystem über- oder unterfordert ist, erlahmt es. Häufig zeigen sich dann Symptome wie Niedergeschlagenheit, Erschöpfung, innere Unruhe, Spannung, Angst, Nervosität, Reizbarkeit, Konzentrationsschwäche, Schlafstörungen, Appetitmangel, Heißhunger und schließlich eine erhöhte Krankheitsanfälligkeit. Der Arzt spricht von vegetativer Dystonie, Neurasthenie, Nervosität, psycho-vegetativen Erschöpfungszuständen, wenn sich unser Körper in einem Schwächezustand befindet, für den es keine ganz klare Ursache gibt.

Immer wieder werden Zusammenhänge gefunden zwischen einem überforderten und deshalb geschwächten vegetativen Nervensystem und schweren rheumatischen Krankheiten wie dem chronischen Gelenkrheumatismus (s. Seite 27). Bereits in ihren Vorstadien gehen diese Krankheiten häufig einher mit einem Gefühl großer Müdigkeit, Leistungsabfall und einem allgemeinen Krankheitsgefühl. Es gilt also, durch eine gesunde, ausgeglichene Lebensführung Sympathikus und Parasympathikus gleichmäßig zu beanspruchen und auszugleichen.

Ruhepausen, eine gesunde Ernährung, geeignete Wasseranwendungen, um den Organismus zu stärken (s. Seite 34), aber auch pflanzliche Heilmittel (s. Seite 45) sowie die richtige Bewegung – dies alles sind Hilfsmittel, um die Ausgeglichenheit des vegetativen Nervensystems und damit seine Leistungsfähigkeit zu erhalten.

## Der biologische Tagesrhythmus

Unser aller Leben ist natürlichen Rhythmen unterworfen, die wir zum Teil bewusst beeinflussen können, aber nicht dauerhaft außer Kraft setzen dürfen, ohne Schaden an Leib und Seele zu nehmen. Einer der für uns wichtigsten Rhythmen ist der biologische Tagesrhythmus.

Beim biologischen Tagesrhythmus gibt es zwar eine Reihe individueller Unterschiede, die durch Ernährungsgewohnheiten und andere persönliche Merkmale eines Menschen beeinflusst werden, als Faustregel kann jedoch gelten: Der Leistungshöhepunkt ist am Vormittag zwischen 9.00 und 11.00 Uhr. Es folgt das Mittags-Tief, das von manchem durch Kaffeegenuss bekämpft, dadurch aber verlängert wird. Nach einem erneuten Zwischenhoch von 15.00 bis 17.00 Uhr fällt die Leistungskurve kontinuierlich ab, um dann einige Stunden nach Mitternacht ihren Tiefpunkt zu erreichen.

Wichtig: Finden Sie Ihren persönlichen Tagesrhythmus. Komplizierte und wichtige Dinge können Sie so während Ihres Leistungshochs am Vormittag einplanen. Im Leistungstief sollten Sie sich entspannen, soziale Kontakte pflegen und nur Routinetätigkeiten erledigen. Nach dem Anstieg der Leistungskurve am Nachmittag können Sie sich wieder wichtigeren Aktivitäten zuwenden.

## Mit Stress richtig umgehen lernen

Stress bezeichnet einen Zustand, der durch bestimmte, gleichzeitig auftretende Anzeichen gekennzeichnet ist, wie erhöhte Aktivität des Nervensystems, vermehrte Ausschüttung bestimmter Hormone wie Adrenalin und Steigerung des Blutdrucks.

Das Wort Stress kommt aus dem Englischen und bedeutet Druck, Anspannung, Belastung.

In der richtigen Dosierung und zum richtigen Zeitpunkt ist Stress (Eustress) lebenswichtig, weil er uns in die Lage versetzt, schnell auf Bedrohungen zu reagieren. Er ist auch die Antriebskraft, die uns befähigt, Leistungen zu vollbringen. Gesund-

Das wichtigste beim Umgang mit Stress ist zu lernen, ihn souverän zu handhaben.

heitsschädlich ist ein Übermaß an Stress (Dis- oder Overstress), ausgelöst durch eine Überzahl gleichzeitig auftretender Einflüsse, die wir nicht steuern können, wie Aufregung, Freude, Leid, Lärm, seelische und körperliche Belastungen. Auch Veränderungen, an die der Körper nicht genügend angepasst ist, wie Infektionen, Verletzungen, Operationen und Schwangerschaft, können Disstress auslösen.

Wichtig ist es, die Auslösefaktoren für Stress zu erkennen und erste Anzeichen zu beachten, wie Müdigkeit, Erschöpfung, Muskelverspannung, Ängstlichkeit Verdauungsschwierigkeiten, Nervosität, Zittern, Einschlaf- oder Durchschlafstörungen, chronisch kalte Füße und kalte, schwitzende Hände, Appetitzunahme oder -Verlust, Zähneknirschen, Kieferspannungen, Schnarchen, allgemeines Missempfinden, Schwächegefühl, Kopfschmerzen, Magenschmerzen oder undefinierbare „rheumatische" Beschwerden.

Als Nächstes gilt es zu erkennen, was wir ändern können, und uns mit dem zu arrangieren, was wir nicht ändern können. Beides voneinander zu trennen ist häufig die schwierigste Aufgabe! Es lohnt sich hierüber nachzudenken und auch mit dem Arzt zu sprechen.

## So vermindern Sie Überstress und seelische Überlastungen

- Versuchen Sie zu erkennen, welche Dinge Sie in Ihrem Leben übermäßig belasten und welche Ihnen helfen, den Stress zu vermindern. Tragen Sie in ein Tagebuch die Auslösefaktoren und Ihre körperlichen und seelischen Stressreaktionen ein.
- Erkennen Sie die Grenzen Ihrer Kraft! Lernen Sie auch NEIN zu sagen, und entscheiden Sie selbst, welche Einflüsse positiv auf Sie wirken, welche negativ.
- Versuchen Sie, sich über Ihre Gefühle klar zu werden und lernen Sie, diese auszudrücken. Haben Sie keine Angst davor, andere Menschen zu verletzen. Wenn Sie sich selbst und den anderen gegenüber ehrlich sind, werden Sie mit Sicherheit richtig verstanden! Weinen Sie auch ruhig mal, wenn Ihnen danach ist.
- Pflegen Sie eine Liebhaberei, und versuchen Sie,auch Ihre Hobbys in einer Gruppe auszuüben – musizieren, malen, Gymnastik machen, tanzen – das macht in der Gemeinschaft mehr Spaß.
- Halten und pflegen Sie Kontakt zu Freunden. Gespräche sind in der Regel hilfreich! Besuchen Sie Veranstaltungen, übernehmen Sie ehrenamtliche Aufgaben.

- Meiden Sie Extreme in allen Lebensbereichen: zu viel Essen, übertriebene körperliche Belastung, zu wenig Schlaf, zu wenig Bewegung.
- Sorgen Sie für Geistesnahrung, die auch Ihre Seele erfreut. Dadurch können Sie sogar Ihr Körpergewicht vermindern.
- Führen Sie Ihr Leben so einfach und natürlich wie möglich. Finden Sie heraus, was Sie bisher an Überflüssigem mitgeschleppt haben und lassen Sie es weg.
- Versuchen Sie Ihre Erwartungen „im Rahmen" zu halten, damit Sie nicht zu oft enttäuscht sind.
- Teilen Sie Ihre Zeit und Ihre Kräfte gut ein (s. Seite 85). Planen Sie Ihre Aktivitäten für den Tag jeweils am Vorabend und vergessen Sie die Ruhepausen nicht!
- Erwarten Sie nicht zu viel von Ihrer Umwelt, vor allem kein Mitleid. Das hilft Ihnen nicht weiter, selbst wenn es ehrlich gemeint ist. Scheuen Sie sich nicht um Hilfe zu bitten, auch in kleinen Dingen wie beim Einkaufen oder bei Behördengängen.
- Alkohol, Drogen oder Genussgifte entladen Ihre Batterien schneller und verstärken in der Regel den Stress, weil sie neue Probleme schaffen. Bauen Sie gesundheitliche Alternativen auf (Hobbys, Ausdauersport). In Selbsthilfegruppen finden Sie nicht nur praktische Hilfe, sondern auch seelische Betreuung und zumeist werden dort auch Gymnastik und Sport organisiert.
- Lassen Sie nicht zu, dass die Rheumakrankheit „Sie hat"! Sie können selbst viel dazu beitragen, mit dieser Krankheit leben zu lernen. Vernachlässigen Sie nicht die lebenswichtigen Funktionen Ihres Geistes, Ihrer Seele und Ihres Körpers. Tun Sie etwas für Herz, Kreislauf und Verdauung, „pflegen" Sie Ihre Seele. Nicht nur der Körper reagiert auf die Seele, sondern auch die Seele auf den Körper – positiv wie negativ.
- Wir alle sollten uns und unsere Umwelt nicht zu wichtig nehmen. Lachen ist gesund und Humor die beste Waffe gegen Verzweiflung! Sollten Sie nicht mit sich und Ihrer Umwelt zurechtkommen, dann scheuen Sie sich bitte nicht, Hilfe von psychologisch geschulten Beratern oder Therapeuten in Anspruch zu nehmen. Fragen Sie Ihren Arzt.
- Setzen Sie sich kurzfristig wirklich erreichbare Ziele und finden Sie Ihre Lebensziele heraus, die langfristig zu erreichen sind – aber überfordern Sie sich nicht! Haben Sie den Mut, nicht perfekt sein zu wollen, und seien Sie vor allem nicht enttäuscht, wenn Ihre Lebenssituation oder Ihre Krankheit Sie aus dem zeitlichen Rhythmus wirft. Überprüfen Sie die gesteckten Ziele von Zeit zu Zeit noch auf ihre Gültigkeit.
- Bedenken Sie: Wer nicht handelt, wird behandelt! Wir alle können selbst dafür sorgen, dass wir gesund bleiben oder unsere Gesundheit wiedergewinnen. Dies gilt auch für Sie – fangen Sie heute damit an.

# Entspannungstechniken

## Richtige Atmung

Richtiges Atmen ist sehr viel mehr als eine bloße Körperfunktion, um Sauerstoff aufzunehmen und Kohlendioxid loszuwerden. Über die Atmung können wir unseren Körper fühlbar „entfalten“. Eine ebenso gute wie einfache Möglichkeit, die gesunden Funktionen des Vegetativums auf natürliche Weise zu unterstützen, ist die bewusste, die richtige Atmung. Eine relativ einfache Atemübung ist die Sammlungsatmung, die ausgleichend wirkt auf das Sonnengeflecht, dessen Vorhandensein uns ja meist nur durch negative seelische Reize bewusst wird, so zum Beispiel Verkrampfungen im Magen-Darm-Bereich, die spürbar zwischen Nabel und Brustbein sind. Einmal täglich sollten Sie diese Übung durchführen.

Einfache Atemübungen sollten Sie mehrmals täglich machen!

Legen Sie sich auf eine warme Decke auf den Boden und lagern Sie Ihren Kopf bequem auf einem Kissen. Die Beine werden mit gegeneinandergelehnten Knien aufgestellt, die Füße etwas auseinander gerückt. (Durch diese Stellung wird ein Hohlkreuz, vor allem bei Übergewichtigen, ausgeglichen.) Atmen Sie etwa zwei Minuten lang ruhig durch die Nase ein ohne die Brust zu heben, indem Sie den Bauch so weit wie möglich „aufblähen“, und atmen Sie auch durch die Nase aus. Bei dieser möglichst ruhigen und möglichst tiefen Atmung wird sich bald ein Wärmegefühl in der Magengrube einstellen, das sich über den Unterleib ausbreitet. Sie fühlen sich wie befreit, wie erlöst, also entspannt und ruhig.

### Einfache Atemübung für den Tag

Atemtraining können Sie auch in einer Gruppe erlernen, zum Beispiel in der Volkshochschule.

Nach dem Trockenbürsten am Morgen können Sie diese Übung vor dem offenen Fenster im Stehen durchführen, aber auch während Ihrer Mittagspause ist die Schwungatmung sinnvoll.

Fest auf beiden Füßen stehend wippen Sie ein wenig in die Knie, schwingen Sie die Arme von der Seite kreuzend zur Mitte, anschließend über den Kopf und wieder zur Mitte. Bewegen Sie die Arme locker in einem natürlichen Rhythmus aus Spannung und Entspannung, die Knie werden dabei wippend im gleichen Rhythmus bewegt.

## Autogenes Training

Autogenes Training führt über den Weg der konzentrativen Selbstentspannung zur vegetativen Stabilisierung, zu innerer Sammlung und Ausgeglichenheit. Auch zur Unterstützung der Behandlung chronischer Erkrankungen ist es geeignet. Innere Störfaktoren werden beseitigt, äußere Reize, die einer Selbstheilung häufig im Wege stehen, abgeschirmt. Für die tägliche Entspannung eignen sich Grundübungen wie Ruhe-, Schwere-, Wärme- und Atemübungen. Autogenes Training erlernen Sie in einem Kurs, der von Ärzten, in Gesundheitsinstituten und Volkshochschulen angeboten wird oder Sie bringen sich die vereinfachte Form mithilfe von Büchern selbst bei.

Das Wesentlichste am autogenen Training ist, dass man es macht. Üben Sie regelmäßig jeden Tag, dann ist es Ihnen bald möglich, sich bei Alltagsbelastungen jederzeit mithilfe dieser Entspannungsmethode zu erfrischen.

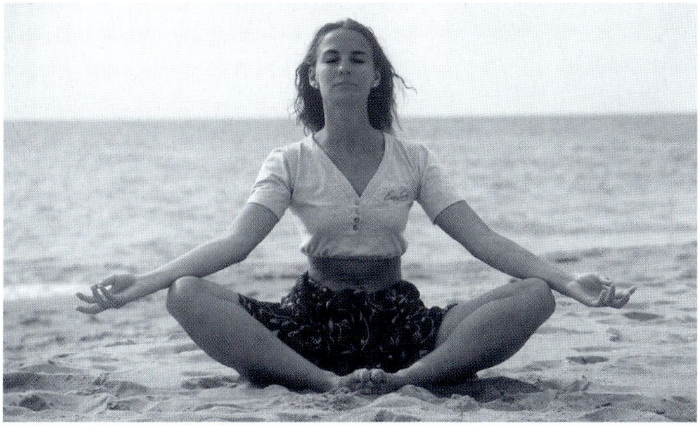

Einmal am Tag zu sich selbst finden und zur Ruhe kommen, das hilft dem seelischen Gleichgewicht auf die Sprünge.

## Yoga

Einige Elemente des Hatha-Yoga sind für unsere Mentalität besonders geeignet. Ziel dieser Methode ist die Wiederherstellung der Harmonie von Körper, Geist und Seele. Die Yoga-Lehre umfasst auch gesunde Lebensführung im weitesten Sinn, also beispielsweise richtige Ernährung und regelmäßige Bewegung. Auch für Yoga werden zahlreiche Kurse angeboten.

## Meditation

Die Meditation ist ein zentrales Element des Ausgleichs in nahezu allen bekannten Kulturen. Sie setzt einen Kontrapunkt und gibt Ihnen nach längerer Übung die Möglichkeit, in einem anderen Bewusstseinszustand zu verweilen als dem gewohnten mit seinen oft störenden Inhalten und den ständig vorhandenen Umweltreizen. Meditation baut Stimmungsschwankungen und Ängste ab, weckt Fantasie und Kreativität, stärkt unsere Wahrnehmungsfähigkeit und führt zu Ausgewogenheit von Gefühl und Verstand.

Erlernen sollten Sie die Meditation in einer Gruppe, um einem Abheben vorzubeugen.

# Praktische Hilfen für den Alltag

## Richtig einkleiden

Lassen Sie sich bei der Wahl Ihrer Straßenschuhe in einem orthopädischen Schuhgeschäft beraten.

Achten Sie immer auf warme Arme und Füße. Für Frauen gibt es durchaus modische Strumpfhosen aus Seide, Baumwolle oder dünner Wolle! Tragen Sie so häufig wie möglich atmungsaktive Turnschuhe mit gepolstertem Fußbett bzw. Sohlen. Die Schuhe sollen das Fußgewölbe durch straffe seitliche Führung stützen und die harte, stoßartige Belastung dämpfen. Dies ist besonders wichtig für Menschen mit Übergewicht, deren Füße und Gelenke ohnehin überlastet sind. Bei jedem Schritt auf geteerten Wegen oder harten Böden werden unsere Gelenke erschüttert und belastet. Diese Erschütterungen gehen von den Fußgelenken über die Knie- und Hüftgelenke sowie die Wirbelsäule bis zum Kopf. Chronische Reizungen der Gelenke sowie der Nerven sind die Folge, was zu schmerzhaften Entzündungen führen kann.

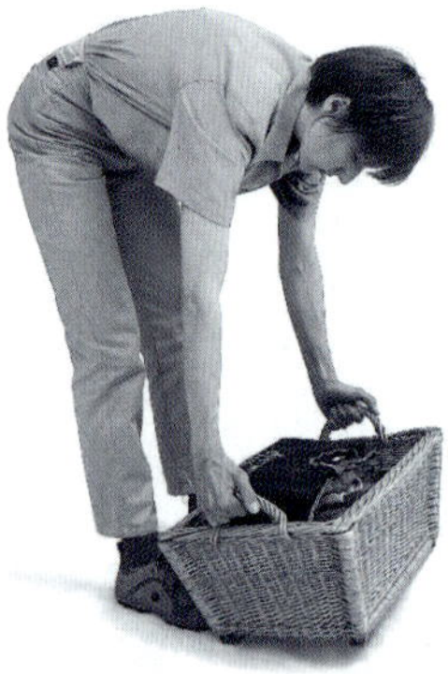

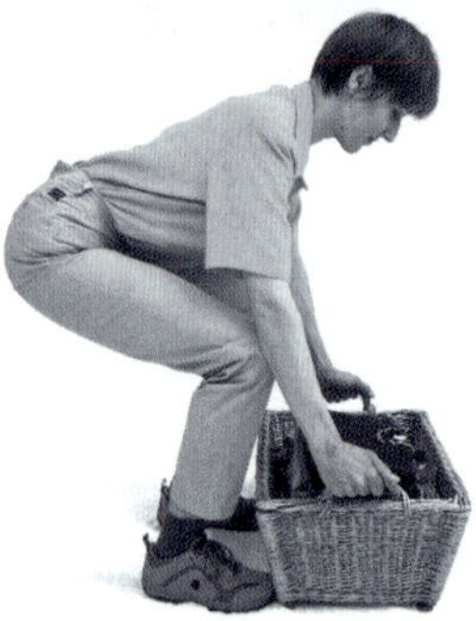

Beim Heben schwerer Lasten immer zuerst in die Hocke gehen, so wird Ihre Wirbelsäule am wenigsten belastet. Heben Sie dagegen mit durchgedrückten Knien, also falsch (oben), sind die Wirbelsäule und vor allem die Bandscheiben sehr gefährdet.

Auch in der Nacht ist die richtige Kleidung wichtig, um eine gleichmäßige Körperwärme zu halten. Von Kleidung und Bettwäsche aus den üblichen überwiegend synthetischem Material rate wir ab, da Synthetikfasern die Schweißbildung besonders anregen, den Schweiß aber nicht aufsaugen können. Auf der Haut entsteht so ein Film von kaltem Schweiß, der uns für viele Stunden auskühlt. Die Grundstoffe Wolle, Baumwolle und Seide unterstützen die körpereigene Wärmeregulation am meisten.

### Das richtige Bett

Bei rheumatischen Erkrankungen und Wirbelsäulen- oder Bandscheibenleiden soll die Matratze nicht zu hart sein, da diese Unterlage die Hautdurchblutung drosseln kann – es kommt zu Kribbeln und Taubheitsgefühl vor allem in den Körperpartien, die direkt der harten Matratze aufliegen (Kreuzbein, Schultern, Hüften).

Wir empfehlen Ihnen die Anschaffung einer Kinetik-Schaumgummi-Matratze mit Baumwollüberzug (Fachhandel). Sie ist einseitig gerippt, die Mittelzonen für Becken- und Schulterbereiche sind elastischer und leichter eindrückbar. So wird eine bessere Druckverteilung auf die gesamte Körperoberfläche erreicht und die Wirbelsäule entlastet. Die beste Unterlage ist ein möglichst starrer Lattenrost.

Chronische Auskühlung auch durch Zugluft, vor allem nachts, ist eine große Gefahr für Rheuma. Schützen Sie besonders die im Schlaf meist unbewusst aufgedeckten Körperpartien im Hals- und Schulterbereich. Mit warmer Oberkörperbekleidung und einem Halstuch können Sie Ihre Schmerzen lindern bei chronischen Halswirbelsäulenbeschwerden, bei wirbelsäulenbedingter Migräne, aber auch bei Schmerzen in Nacken, Schultern und Armen sowie bei allen weichteilrheumatischen Erkrankungen.

Etwa $^1/_3$ unseres Lebens verbringen wir im Bett. Es ist also sehr wichtig, dass wir unseren Schlafbereich optimal gestalten!

## Richtige Arbeitshaltung

**Beim Sitzen** ist die richtige Distanz zwischen Sitzhöhe und Arbeitsfläche, also etwa 26–30 cm eine wichtige Voraussetzung um Rückenproblemen vorzubeugen. Die richtige Sitzhöhe können Sie leicht ermitteln: Der Hüftgelenkswinkel sollte nicht kleiner als 90 ° sein, eher größer. Die Rückenlehne soll ihren Hauptanlehnungspunkt am Becken haben und nicht höher reichen als bis zu den Schulterblättern. Der Sitz darf nach hinten abfallen, eher zum Steißbein hin etwas ansteigen. Abfallende Sitzflächen können Sie mit einem Keilkissen polstern.

Wer so krumm am Tisch sitzt, der muss sich über Kreuzprobleme nicht wundern.

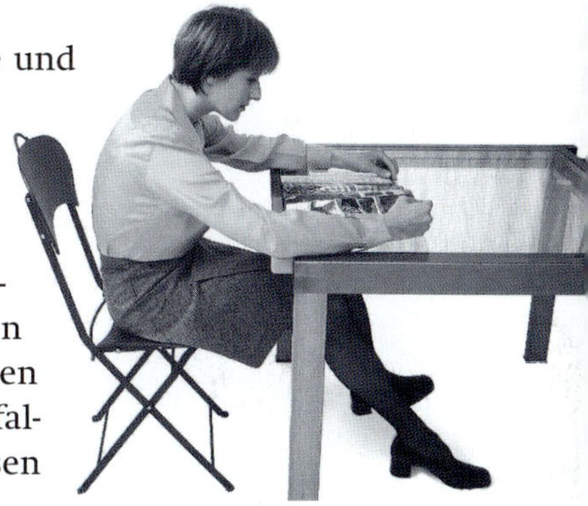

**Beim Arbeiten im Stehen** sind die Arbeitsflächen meist leider viel zu niedrig. Häufig arbeiten wir darum mit gekrümmter Wirbelsäule. Die richtige Arbeitshöhe beträgt für die meisten Menschen heute 95 bis 100 cm. Sie soll einige Zentimeter niedriger sein als Ihre Ellenbogenhöhe. Beim Einrichten der Küche können Sie sich z.B. eine Sockelleiste unterbauen lassen, die Ihnen ein bequemes Arbeiten erlaubt. Damit haben Sie eine wesentliche Voraussetzung geschaffen, ein Wirbelsäulenleiden nicht erst entstehen zu lassen.

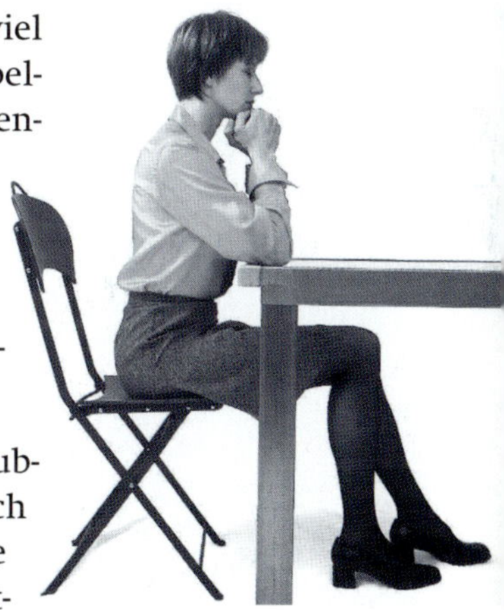

Richtig sitzen, das heißt, mit geradem Rücken sitzen, die Füße fest auf dem Boden.

**Richtig bücken** ist gerade bei alltäglichen Arbeiten wie Staubsaugen oder beim Heben von Lasten wichtig: Bücken Sie sich nie mit durchgedrückten Knien, sondern gehen Sie in die Hocke. Nehmen Sie beim Staubsaugen immer eine Schrittstellung ein, dann verteilt sich Ihr Körpergewicht gleichmäßig auf beide Beine, was die Wirbelsäule entlastet (siehe Abbildungen linke Seite).

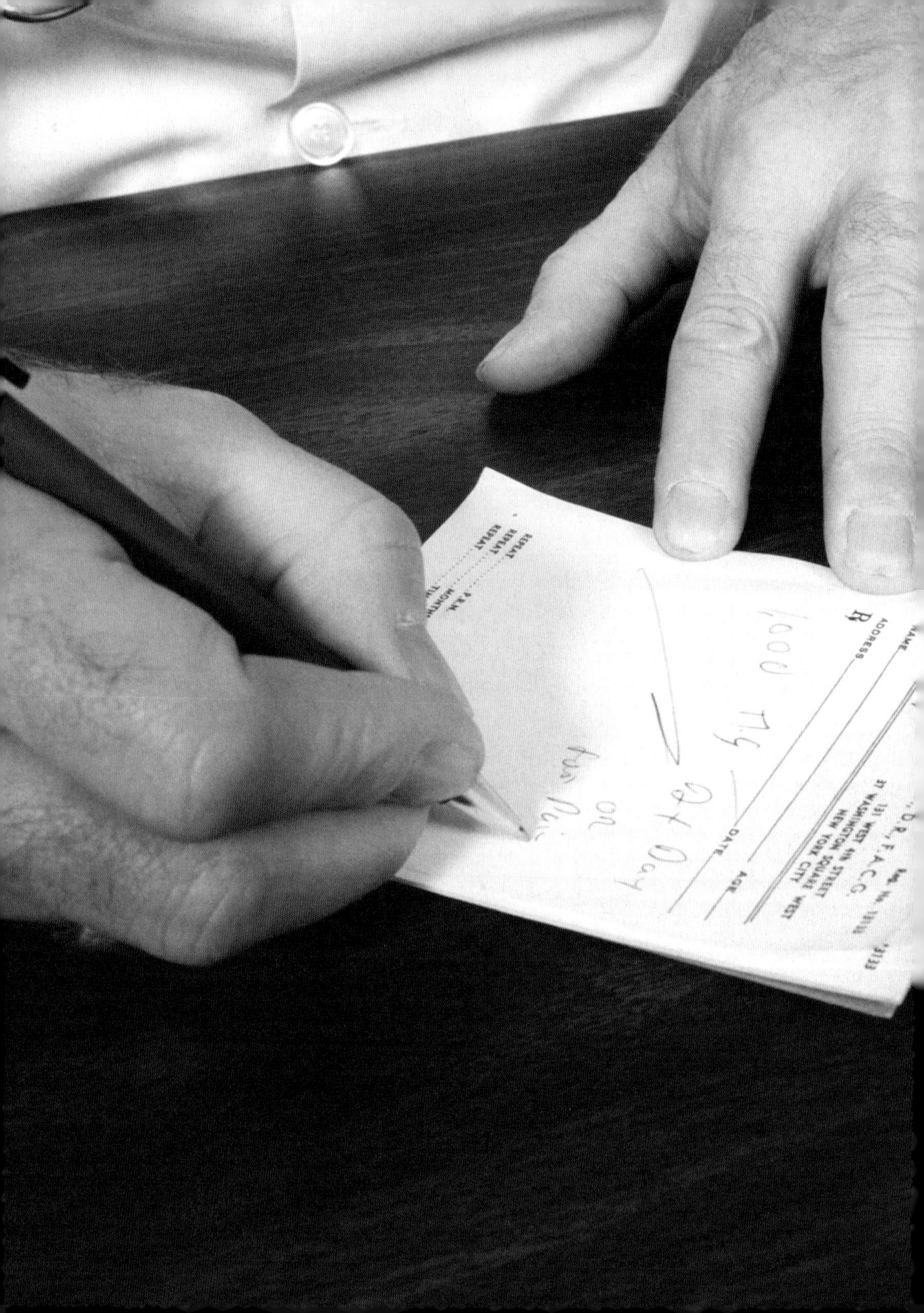

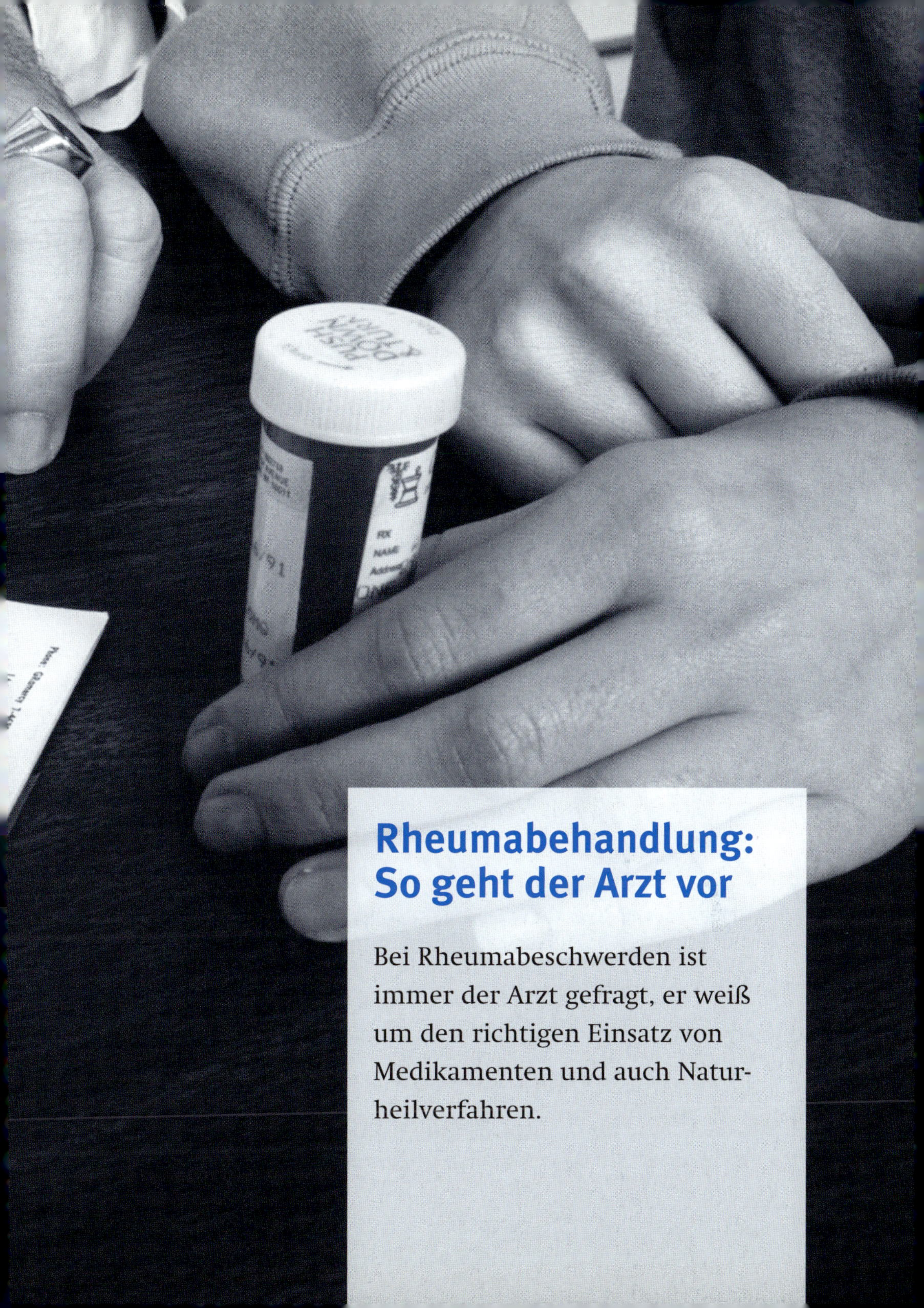

# Rheumabehandlung: So geht der Arzt vor

Bei Rheumabeschwerden ist immer der Arzt gefragt, er weiß um den richtigen Einsatz von Medikamenten und auch Naturheilverfahren.

Wer an Rheuma leidet, kann selbst viel für dafür tun, seine Schmerzen dauerhaft zu lindern, und trotz der Krankheit zu verlorener Lebensfreude und zu Lebensqualität zurückfinden. Dies haben Sie in den vorherigen Kapiteln ausführlich erfahren. Doch alleine kann sich der Rheumakranke nicht therapieren. Wie bei so vielen Erkrankungen ist auch hier die vertrauensvolle Zusammenarbeit mit dem Arzt entscheidend, der um den notwendigen, wichtigen und richtigen Einsatz von Medikamenten und Naturheilverfahren weiß, die helfen. Anders als bei akuten Erkrankungen ist hier eine Art Partnerschaft, das „Team" Arzt und Betroffener, der Schlüssel zum Erfolg.

## Medikamentöse Rheumabehandlung

Entsprechend dem großen Spektrum der Beschwerden bei Rheuma stehen eine große Auswahl an Arzneimitteln (Wirkstoffen) zur Verfügung, um die Schmerzen zu lindern, in vielen Fällen weiteren Gelenkschäden vorzubeugen, und somit ein aktiveres Leben zu ermöglichen. Grundsätzlich gilt, dass starke Wirkungen nicht ohne Nebenwirkungen zu haben sind.

Bei einer Arthrose sind vor allem Medikamente wirksam, die der Schmerzlinderung dienen, wie: Schmerzmittel (Analgetika) z. B. Paracetamol, nichtsteroidale Antirheumatika (NSAR) und Opiodanalgetika (starke Schmerzmittel). Mittel zum Auftragen auf die Haut sind ideal. Bei zusätzlicher Gelenkentzündung helfen Glukokortikoide für Injektionen ins Gelenk.

Das Schmerzmittel Paracetamol gehört wahrscheinlich zu den sichersten Medikamenten bei Arthrose und rheumatoider Arthritis.

Bei der Therapie einer rheumatoiden Arthritis ist nicht nur die Schmerzlinderung gefragt, sondern auch eine Hemmung der Entzündung. Die geeigneten Arzneimittel sollen im Idealfall die der Krankheit zu Grunde liegende Fehlreaktion des Immunsystems unter Kontrolle bringen. Für die rheumatoide Arthritis stehen in der Schulmedizin fünf Hauptgruppen an Medikamenten zur Verfügung: nichtsteroidale Antirheumatika (NSAR / nichtsteroidale entzündungshemmende Wirkstoffe) – darunter auch Aspirin, Glukokortikoide, Basistherapeutika, Immunsuppressiva und immunologische (biologische) Wirkstoffe.

## Nichtsteroidale Antirheumatika (NSAR)

Die so genannten nichtsteroidalen Antirheumatika (NSAR), die kein Kortison enthalten, können die rheumatoide Arthritis nicht heilen, aber die Entzündnung unterdrücken, die zum Gelenkschaden führt. Meist werden sie in Kombination mit anderen Wirkstoffen eingesetzt. Es gibt die klassischen NSAR, wie Ibuprofen oder Diclofenac und die neueren COX-2-Hemmer (Rofecoxib und Celecoxib).

Aspirin und Ibuprofen dienen der täglichen Schmerzlinderung und können bei Bedarf auch täglich eingenommen werden, eine längerfristige Therapie ist jedoch in der Regel der aktivierten Arthrose vorbehalten. Bei einer rheumatoiden Arthritis werden die NSAR wegen ihrer entzündungshemmenden Wirkung – und damit auch gegen den Schmerz – besonders gerne eingesetzt.

Die Einnahme von NSAR in höherer Dosierung kann zu schwer wiegenden Nebenwirkungen führen. Ein erhöhtes Risiko haben besonders ältere Personen, vor allem Frauen. Hatte ein Patient bereits ein Magengeschwür, eine Blutung im Magen-Darm-Trakt oder eine verschlechterte Nierenfunktion oder nimmt er ein Mittel zur Blutverdünnung (Antikoagulans) ein, wird der Arzt wahrscheinlich nicht zu einer Therapie mit einem NSAR raten.

NSAR (auch Aspirin) sollten mit Vorsicht und unter Abwägung von Nutzen und Risiken eingenommen werden, vor allem bei einer langfristigen Therapie, da diese Wirkstoffe schwer wiegende Nebenwirkungen zur Folge haben können, z.B. Magengeschwüre oder -blutungen.

Hat ein Patient Magen-Darm-Beschwerden durch die Therapie, sollte das Medikament ausgesetzt werden oder es kann eine magenverträglichere Präparation des NSAR oder ein verträglicheres NSAR (Ibuprofen oder einen COX-2-Hemmer) eingenommen werden. Möglich ist es auch, das verwendete NSAR mit einem Magen schützenden Wirkstoff (z.B. Misoprostol oder einem so genannten Protonenpumpenhemmer) zu kombinieren.

Wie sich in klinischen Studien zeigte, lindern COX-2-Hemmer Gelenkschmerzen offenbar ebenso effektiv wie klassische NSAR und führten in vielen Studien zu weniger Nebenwirkungen wie Magen-Darm-Geschwüre und -Blutungen. Auf dem deutschen Markt sind derzeit Rofecoxib und Celecoxib als Medikamente dieser Substanzklasse erhältlich. Patienten, die bereits Probleme mit den klassischen NSAR hatten oder einem hohen Risiko für NSAR-typische Komplikationen unterliegen, bieten sich COX-2-Hemmer eventuell als sinnvolle Alternative an. COX-2-Hemmer verfügen nicht über die blutverdünnende Wirkung des Aspirin. Wird ein Patient mit Aspirin in niedriger Dosis zur Vorbeugung von Blutgerinnseln (also zur Blutverdünnung) behandelt, sollte er seine Dosis Aspirin weiter einnehmen, auch wenn er eine Therapie mit COX-2-Hemmern beginnt.

## Glukokortikosteroide

Um die Entzündungsprozesse zu bekämpfen, werden bei rheumatoider Arthritis häufig auch Glukokortikosteroide (Kortison und verwandte Substanzen) eingesetzt. Diese Wirkstoffe hemmen die Fähigkeit des Körpers, Substanzen zu bilden, die eine Entzündung fördern, und sie verringern die Aktivität des Abwehrsystems, das bei dieser Krankheit fälschlicherweise körpereigenes Gewebe angreift.

Das „gebremste" Abwehrsystem bringt jedoch auch einen Nachteil mit sich: Krankheitserreger wie Bakterien oder Viren können nicht mehr so gut bekämpft werden. Dies ist individuell allerdings unterschiedlich stark ausgeprägt.

Selbst bei niedriger Dosierung ist es unbedingt erforderlich, die Verordnung des Arztes genau zu beachten. Jede selbst vorgenommene Änderung der Einnahme – in der Vermutung, dies wäre von Vorteil – kann zu schweren Nebenwirkungen führen.

Der Arzt verordnet bei rheumatoider Arthritis in der Regel zunächst NSAR, um die Entzündung zu hemmen und Schmerzen zu lindern. Sind diese für eine effektive Therapie nicht ausreichend oder treten problematische Nebenwirkungen auf, sind häufig Glukokortikosteroide angezeigt – entweder nur zeitweise oder langfristig.

Glukokortikoide stehen als verschiedene Präparationen, z.B. Tabletten oder Kapseln, Lösung für Injektionen oder als Salbe zur lokalen Anwendung zur Verfügung. In niedriger Dosierung werden sie häufig in Kombination mit einem Basistherapeutikum verordnet.

Ist bei einem sehr schmerzhaften Krankheitsschub eine möglichst schnelle Erleichterung der Beschwerden angesagt, verordnet der Arzt gerne über eine kurze Zeit insgesamt eine auch recht hohe Dosis an Glukokortikoiden. 'Diese Therapie ist sehr effektiv, sollte aber nicht zu häufig wiederholt werden. Kurzfristig sind bei rheumatoider Arthritis auch Glukokortikoid-Injektionen in die Muskulatur möglich.

Führen andere Ansätze wie NSAR, Änderungen der Lebensweise, Basistherapeutika oder niedrige Dosen oral verabreichter Glukokortikoide nicht zum gewünschten Erfolg, ist auch eine Kortison-Injektion ins Gelenk möglich. Diese Erleichterung der Symptome hält manchmal über Monate an – der Kreislauf von Entzündung und Gelenkschäden wird unterbrochen. Auch bei einer Arthrose mit begleitender Gelenkentzündung sind Kortison-Injektionen oft sinnvoll und bei einer akuten Entzündung der Schleimbeutel oder Sehnen.

Auch wenn solche Injektionen sowie die kurzfristige Einnahme von Kortison in der Regel nicht zu schwer wiegenden Nebenwirkungen führen, sollten diese Therapien nicht zu häufig erfolgen. Zahlreiche Injektionen in ein Gebiet können das dortige Gewebe auch schädigen.

Wenn Sie über einen längeren Zeitraum mit Glukokortikoiden therapiert werden, sollten Sie einen Medikamentenpass bei sich tragen, aus dem Erkrankung und Therapie hervorgehen.

Die Einnahme eines Kortisonpräparats in mäßiger bis hoher Dosierung über einen längeren Zeitraum, ist fast immer mit Nebenwirkungen verbunden. Trotzdem sind solche Behandlungen jedoch für viele Patienten mit einer schweren rheumatoiden Arthritis über Jahre hinweg notwendig, um die Beschwerden unter Kontrolle zu halten. Bei niedrigen Dosierungen treten schwere Nebenwirkungen seltener auf. Hat ein Patient ein Kortisonpräparat in niedriger Dosierung langfristig eingenommen, muss es über Monate oder Jahre hinweg langsam wieder reduziert werden, wenn die Therapie nicht mehr nötig ist.

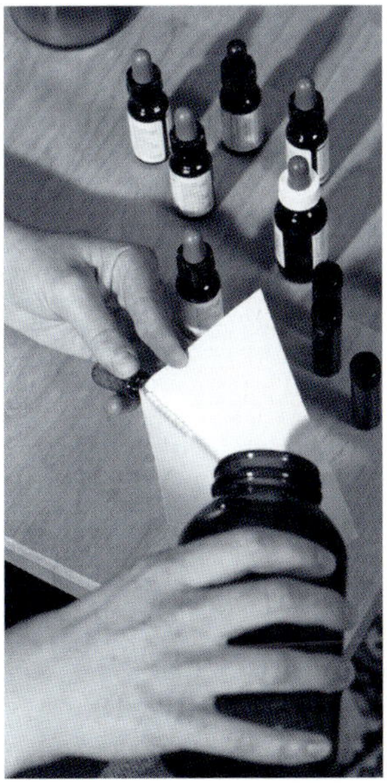

Rheumamedikamente müssen immer genau nach der Vorschrift des Arztes eingenommen werden.

Vor dem Hintergrund möglicherweise schwerer Nebenwirkungen ist die Therapie der rheumatoiden Arthritis mit einem Glukokortikosteroid stark von einer wohl durchdachten Behandlung abhängig, die neben einer guten Wirksamkeit möglichst geringe Nebenwirkungen zur Folge haben sollte. Der Patient muss die Tabletten genau nach der Verordnung einnehmen, schließlich wirken diese Substanzen stärker als NSAR, und der behandelnde Arzt ist über alle sonst noch genutzten Medikamente zu informieren, da sich zwischen Glukokortikoiden und einigen anderen Arzneimitteln Wechselwirkungen ergeben.

## Basistherapeutika

Um nicht nur die schädigende Entzündung zu unterbinden, sondern gegen die Ursache der rheumatoiden Arthritis anzugehen, verordnen Ärzte häufig Wirkstoffe aus der Gruppe der so genannten Basistherapeutika – auch „langfristig wirksame Antirheumatika" genannt. Basistherapeutika greifen noch grundlegender als die NSAR am Krankheitsprozess an und wirken damit der Entzündung und der Gelenkschädigung entgegen

Seit Jahren werden solche Wirkstoffe zur Therapie einer rheumatoiden Arthritis eingesetzt, meist als zweites Medikament in Kombination mit einem anderen. Sie eignen sich aber auch für die Kombination mit Kortikosteroiden – die sich somit in ihrer Dosis reduzieren lassen, was die möglichen Nebenwirkungen verringert.

Es stehen verschiedene dieser Substanzen zur Verfügung. Zu den üblicherweise verordneten gehören Hydroxychloroquin (bzw. Chloroquin), Goldpräparate und Sulfasalazin, seltener D-Penicillamin.

**Hydroxychloroquin (Chloroquin)** gilt unter den Basistherapeutika vergleichsweise als nebenwirkungsarm, häufige Arztbesuche und Blutabnahmen bleiben dem Patienten erspart. Das ursprünglich gegen Malaria eingesetzte Mittel ist seit langem auf dem Markt erhältlich. Abgesehen von dem Einfluss auf die Funktion der Abwehrzellen, die der Wirkstoff hat, ist nicht geklärt, wie (Hydroxy-) Chloroquin den Krankheitsprozess einer rheumatoiden Arthritis in Schach hält.

**Goldpräparate** sind sehr wirkungsvoll, werden heutzutage aber nur noch selten zur Therapie der rheumatoiden Arthritis eingesetzt. Da es zu schweren Nebenwirkungen kommen kann, ist eine regelmäßige ärztliche Überwachung notwendig. Goldpräparate lassen sich entweder als Injektion in die Gesäßmuskulatur oder in Form einer Kapsel verabreichen.

Während der Therapie sollten die Augen vor Sonnenlicht geschützt werden. Tragen Sie im Freien eine gute Sonnenbrille oder einen Hut mit breiter Krempe.

Das therapeutisch verwendete Gold, ein Goldsalz, wird in der Regel in der Medizin ausschließlich bei einer rheumatoiden Arthritis eingesetzt. Bei einem recht großen Anteil von Patienten (etwa 60%), die den Wirkstoff recht früh im Verlauf ihrer Arthritis einsetzen, wirkt Gold sehr gut.

**Sulfasalazin** hat eine ähnlich gute entzündungshemmende Wirksamkeit wie (Hydroxy-) Chloroquin. Der Wirkstoff ist auch durch den Einsatz bei chronisch-entzündlichen Darmerkrankungen bekannt. Die entzündungshemmende Wirkung der Substanz ist wahrscheinlich teilweise auf einen antibiotischen Effekt gegenüber den Darmbakterien zurückzuführen.

Durch regelmäßige Bluttests muss untersucht werden, ob und in welchem Maße das Medikament die Blutkörperchen beeinflusst; Veränderungen sind jedoch selten. Manche Patienten leiden durch die Behandlung mit Sulfasalazin an Magenbeschwerden, was sich meist durch eine geringere Dosis oder eine retardierte Form des Wirkstoffs (die erst im Darm freigesetzt wird) vermeiden lässt.

**D-Penicillamin** wird heutzutage viel seltener eingesetzt als früher. Die Substanz wirkt entzündungshemmend. Häufig dauert es jedoch mehrere Monate, bis sie ihre volle Wirksamkeit entfaltet.

## Immunsuppressiva

Da die rheumatoide Arthritis eine Autoimmunkrankheit ist, bieten sich für ihre Therapie Wirkstoffe an, die die Funktion des fehlgeleiteten Abwehrsystems beeinflussen, es „in Schach“ halten. Immunsuppressiva, die üblicherweise den Basistherapeutika zugerechnet werden, haben eine solche Wirkung auf das Abwehrsystem. Zu den gegen eine rheumatoide Arthritis eingesetzten Wirkstoffen zählen: Azathioprin, Cyclophosphamid, Ciclosporin, Leflunomid und Methotrexat.

Ebenso wie Basistherapeutika sind Immunsuppressiva manchmal mit schweren, möglicherweise auch gefährlichen Nebenwirkungen verbunden und sind daher eher Patienten mit einer sehr stark ausgeprägten rheumatoiden Arthritis vorbehalten bei denen unter dem Strich die Vorteile klar überwiegen.

## Immunologische Wirkstoffe

Immunologische Wirkstoffe beeinträchtigen die Entstehung oder die Funktion der Zytokine – Eiweißstoffe, die von bestimmten Zellen produziert werden und andere Zellen beeinflussen, was schließlich zur Entzündung und Gelenkschäden führt. Es werden somit nicht nur die Symptome z.B. einer rheumatoiden Arthritis gelindert, sondern weitere Entzündungsprozesse und Gelenkschäden verhindert.

Zur Behandlung der rheumatoiden Arthritis sind in Deutschland bisher zugelassen: Etanercept, Infliximab und Anakinra. Die ersten beiden Wirkstoffe blockieren ein bestimmtes Zytokin, den Tumornekrosefaktor alpha (TNF-alpha), Anakinra hemmt das Zytokin Interleukin-1.

Da die Wirkstoffe alle sehr teuer sind, aufwändig in der Therapie und schwieriger zu applizieren als andere Medikamente, werden sie meistens erst verschrieben, wenn übliche Substanzen gegen rheumatoide Arthritis nicht den gewünschten Erfolg gezeigt haben.

## Schmerzmittel

Treten bei Rheuma Schmerzen auf, wünscht man sich eine möglichst rasche Linderung dieser Beschwerden. Schmerzmittel (Analgetika) sind hier sehr gut und rasch wirksam, führen jedoch in manchen Fällen zu schweren Nebenwirkungen oder einer Abhängigkeit.

Aspirin und Paracetamol stellen die beiden üblichsten Schmerzmittel dar, die nicht zu einer Abhängigkeit führen. Das Aspirin zählt zur Gruppe der NSAR – wie schon erwähnt – und führt leider recht häufig zu Magenbeschwerden. Bei der Einnahme von Paracetamol treten Magenreizungen zwar seltener auf, aber es hat kaum eine entzündungshemmende Wirkung. Allerdings hat sich gezeigt, dass Paracetamol bei einigen Patienten mit Arthrose die Beschwerden ebenso effektiv lindert wie ein NSAR.

Das Schmerzmittel Tramadol führt bei vielen Patienten zu einer sehr effektiven Linderung der Schmerzen, bei manchen führt es zu Übelkeit.

Morphin, Kodein, Dihydrocodein, Oxycodon und Buprenorphin sind Narkoanalgetika und können eine Abhängigkeit hervorrufen – sie werden daher nur in Ausnahmefällen eingesetzt.

Zu den topischen (also örtlich anzuwendenden) Analgetika gehören Salben, Lotionen, Sprays oder Gele, die auf die Haut aufgetragen werden. Manche von ihnen enthalten Reizstoffe wie etwa Menthol oder bestimmte Öle, die die Haut kühlen und so den Patienten vom Schmerz ablenken. Auch Salicylate sind in Salbenform erhältlich – die dann über die Haut aufgenommen werden und im Bereich des betroffenen Gelenks zusätzlich auch der Entzündung entgegenwirken.

Capsaicin wird aus den Samen von Paprikaschoten gewonnen und wirkt als Flüssigkeit zum Einreiben am besten gegen Schmerzen in oberflächlichen Gelenken, z. B. Fingergelenke, Knie und Ellenbogen.

Bei einer Allergie gegenüber Aspirin oder bestehender Therapie mit einem Blutverdünner (Antikoagulans) fragen Sie vor der Anwendung von topischen Schmerzmitteln mit Salicylaten den Arzt.

Bei der Verwendung von topischen Schmerzmitteln ist darauf zu achten, dass man sich die Hände nach dem Auftragen sofort gründlich wäscht und sich keinesfalls vorher mit den ungewaschenen Händen in den Augen reibt. Diese Wirkstoffe dürfen auch nicht auf wunde oder verletzte Hautstellen aufgetragen und nicht zusammen mit Wärmeanwendungen benutzt werden.

# Naturheilverfahren, die der Arzt anwendet

Neben den Medikamenten stehen dem Arzt auch viele Naturheilverfahren zur Seite, die dem Rheumapatienten helfen, zu mehr Lebensqualität zurückzufinden.

## Aderlass

**Achtung!**
Nicht durchführen bei Herzkrankheiten, niedrigem Blutdruck, Verminderung des roten Blutfarbstoffs (Anämie) und starken Flüssigkeitsdefiziten, z.B. bei Menstruationsblutung oder Durchfällen. Für vegetativ labile Menschen ist die Therapie eventuell zu anstrengend.

Diese jahrtausendealte Therapie hat eine entzündungshemmende, schmerzstillende, krampflösende sowie durchblutungsfördernde Wirkung und wird vor allem im entzündlichen Stadium von rheumatischen Erkrankungen zur Behandlung eingesetzt.

Nach einer gründlichen körperlichen Untersuchung wird dem Patienten Blut abgenommen. Wichtig ist, dass sofort danach Flüssigkeit aufgenommen wird, z.B. Mineralwasser, Säfte oder Kräutertees, um den durch die Blutabnahme bedingten Flüssigkeitsverlust auszugleichen. Die auf diese Weise zustande gekommene Verdünnung des Blutes führt zur Gewebsentquellung und zur Linderung entzündlicher rheumatischer Schmerzen.

## Akupunktur

Mit der jahrtausendealten Heilmethode aus dem chinesischen Kulturkreis, die heute häufig praktiziert wird, können Schmerzen gelindert werden. Nach chinesischer Vorstellung ist der Mensch dann gesund, wenn seine Energieströme harmonisch, also in einem energetischen Gleichgewicht, durch den Körper fließen. Entlang dieser Energiebahnen, Meridiane genannt, liegen die „Akupunkturpunkte“, die jeweils mit einzelnen Organen und Organbereichen in Beziehung stehen.

Medizin aus China: Akupunktur

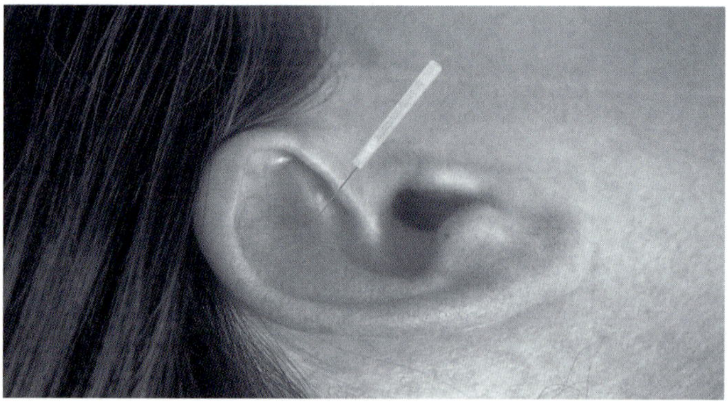

Bei Unausgewogenheiten im Organismus finden sich auf der Haut des Patienten schmerzende Akupunkturpunkte, die durch einen sanften Reiz aktiviert werden – und die ihnen zugeordneten erkrankten Organe auf diese Weise zur Selbstheilung anregen. Bei der Akupunktur wird also nicht das erkrankte Organ direkt behandelt, wie es der Patient sonst gewohnt ist, sondern der Meridian- oder Akupunktur-Punkt, dem das erkrankte Organ zugeordnet ist. Diese indirekte Therapie nennt man auch Reflexzonentherapie.

Ist das energetische Gleichgewicht gestört, kommt es zu Krankheiten. Vor allem die andauernde Unausgewogenheit von Entspannung (Yin-Zustand) und Anspannung (Yang-Zustand) ist Ursache chronischer Erkrankungen.

Ohrakupunktur: Nahezu jedes Organ, Gelenk oder Gefäß hat einen entsprechenden Punkt auf dem Ohr. Diese Punkte lassen sich durch so genannte Punktsuchgeräte (Punktoskope) genau ausmachen und dann durch Nadeln, Magnete oder durch Laserstrahlen reizen, was eine indirekte (reflektorische) Wirkung auf das erkrankte Gebiet hat. Chronische Wirbelsäulenerkrankungen und Störungen der Gelenke lassen sich hiermit sehr günstig beeinflussen.

## Bewegungsbad

Zur Schmerzlinderung bei allen Muskelverspannungen der Wirbelsäule, der großen Gelenke und beim Weichteilrheumatismus eignet sich das Bewegungsbad, das dem Erhalt und der Förderung der Beweglichkeit dient. Ausgeführt wird es nach ärztlicher Anweisung von einem Krankengymnasten oder Gymnastiklehrer. Die „Schwerelosigkeit“ in dem 34 bis 36 °C warmen Wasser hat vielfältige positive Wirkungen – Entspannung der Muskeln, bessere Beweglichkeit usw.

**Achtung!**
Nicht geeignet bei schweren Herzkrankheiten, offenen Beinen, entzündlichen Erkrankungen der Haut, akuten Infekten und entzündlichen Rheumastadien.

## Chirotherapie

Blockierte Gelenke oder Wirbelkörper werden bei diesem seit Jahrhunderten bekannten Verfahren durch spezielle Handgriffe eingerenkt und dadurch die Beweglichkeit wiederhergestellt. Der Stoffwechsel gereizter Nerven wird dadurch normalisiert und Störungen der im Versorgungsgebiet der Nerven liegenden Organe werden behoben.

Die Chirotherapie gehört in die Hand eines erfahrenen Arztes.

Im warmen Wasser des Bewegunsbades gehen die Bewegungen viel leichter „von der Hand“.

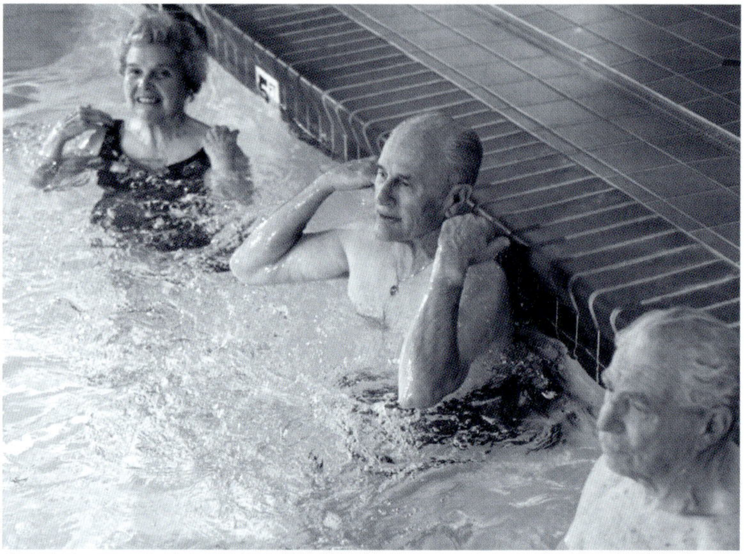

## Eigenblutbehandlung

In der Regel wird eine Serie von 8 bis 12 Eigenblutspritzen verabreicht. Die Injektionen erfolgen etwa zweimal wöchentlich.

Bedingt durch Austauschvorgänge (Osmose) enthält das Blut alles, was sich an Krankheiten, vor allem bedingt durch Stoffwechselstörungen, in den Körpersäften niederschlägt. Wird nun Blut entnommen und (mithilfe einer Spritze) dem Körper wieder zugeführt, so erkennt dieser über sein Abwehrsystem die vom Gesunden abweichenden Bestandteile im Blut und aktiviert seine Selbstheilungskräfte dagegen. Häufig wird dem Blut ein die Körperabwehr anregendes Medikament beigefügt, zum Beispiel ein Sonnenhut-Präparat (Echinacin).

Entsprechend der Erfahrung, dass kleine Reize die Aktivität des Abwehrsystems anregen, beginnt man mit kleinen Dosen und steigert sie langsam, um die Abwehrleistung des Körpers nicht zu überfordern.

## Ergotherapie

Hierunter wird eine Therapie verstanden, die speziell dem Erhalt und der Wiederherstellung der Funktion der Gliedmaßen, insbesondere der Hände, dient. Ziel ist es, die Gelenkfunktionen zu verbessern und die bei den alltäglichen Verrichtungen auftretenden Schmerzen zu verringern. Unter der Anleitung einer ausgebildeten Fachkraft werden z. B. ein Gelenkschutztraining und ein Funtionstraining durchgeführt. Beim Gelenkschutztraining erlernt der Patient, die Gelenke vor einer Überbeanspruchung und vor Fehlbelastungen zu schützen. Beim Funktionstraining werden je nach betroffenem Gelenk bestimmte Bewegungsabläufe trainiert. Das Training steigert die Durchblutung in den betroffenen Bereichen und dadurch kommt es zu einer Verringerung er Schmerzen.

## Homöopathie

Dr. Samuel Hahnemann (1755 bis 1843), der Begründer dieser Therapie, führte im gesunden Zustand einen Selbstversuch durch: Er nahm Chinarinde, ein Medikament gegen Sumpffieber (Malaria), ein und bekam ähnliche Zustände, wie sie von dieser Krankheit ausgelöst werden. Verringerte er die Dosis, verschwanden die Symptome.

Die Homöopathie behandelt nach dem Ähnlichkeitssatz: Ähnliches möge Ähnliches heilen.

In der Folge erprobte er die Wirkung vieler pflanzlicher, mineralischer und tierischer Substanzen an Gesunden und zeichnete die jeweils ausgelösten Symptome auf. So schuf Hahnemann die „Arzneimittelbilder", die wegweisend sind für die homöopathische Behandlung: Die Symptome einer Krankheit müssen sich im Arzneimittelbild eines Homöopathikums finden. Je größer die Ähnlichkeit ist zwischen dem Beschwerdebild des Patienten und dem Arzneimittelbild eines Homöopathikums, desto erfolgreicher ist die Behandlung.

## Kälte-Therapie

Die Kälte-Therapie, auch Kryotherapie genannt, eignet sich besonders zur Behandlung von entzündlichen Gelenkerkrankungen und auch zur Behandlung von lokalen Schmerzen – Kälte nimmt den Schmerz nämlich kurzfristig weg, wirkt abschwellend und auch entzündungshemmend. Eingesetzt werden Eispackungen, Eismassagen und die Zufuhr von Kaltluft. Mit Eisbeuteln oder Kältekompressen – als gelhaltige Beutel im Handel erhältlich – kann sich der Patient selbst behandeln. Die entzündeten, chronisch verspannten Gelenke werden auch in Eiswasser getaucht.

Spezialisierte Einrichtungen bieten die Kälte-Therapie auch als Ganzkörperbehandlung in speziellen Kältekammern an.

## Kneipp-Therapie

**Bitte beachten:**
Nicht geeignet im akuten Stadium des chronischen Gelenkrheumatismus und bei rheumatischem Fieber.

Mit der Kneipp-Therapie können die meisten rheumatischen Krankheiten wesentlich gebessert werden – vor allem Arthritis, Arthrosen, Weichteilrheumatismus, Wirbelsäulenleiden und chronischer Gelenkrheumatismus im schubfreien Stadium (Intervall). Kneipp-Anwendungen, wie hier vorgestellt, können Sie durchaus auch zu Hause durchführen, in vielen Fällen ist jedoch eine Intensivbehandlung im Rahmen einer Kur besser.

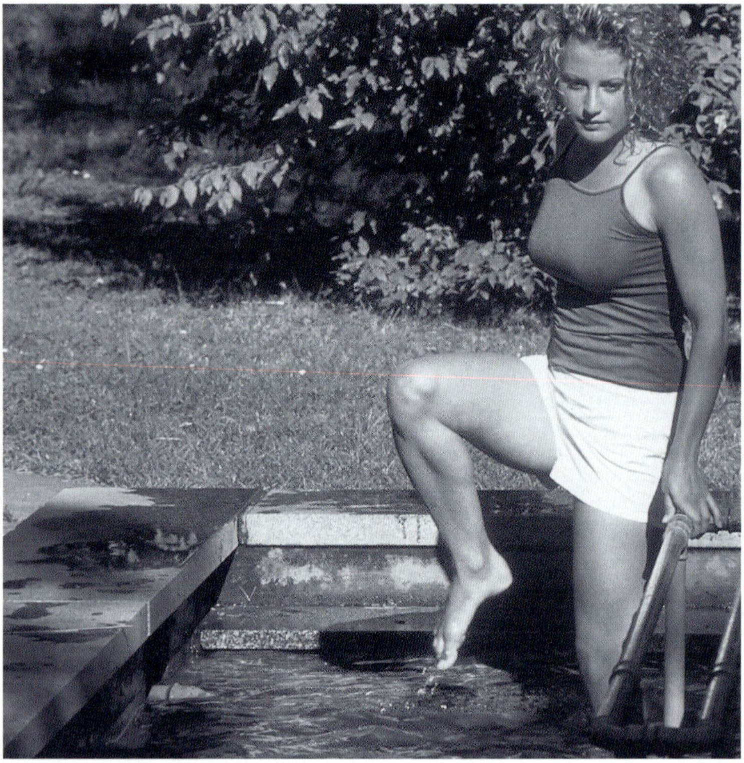

Kneippen, das ist auch Wassertreten.

Die Kneipp-Therapie besteht aus 5 Säulen:

- Wassertherapie (Kaltwasser bei akuten Entzündungen, Wärmeanwendungen bei abnutzungsbedingten Arthrosen, Wechselanwendungen zur Stabilisierung im vegetativen System und im Wärmehaushalt),

- Ernährungstherapie (Meidung von Zivilisationskost und Umstellung auf Vollwert- oder Heilnahrung bei ausreichender Flüssigkeitszufuhr),
- Lebensordnungstherapie (Anti-Stress-Training),
- Bewegungstherapie (von der Krankengymnastik bis zur Ausdauersportart) und
- Pflanzenheilkunde.

## Krankengymnastik

Krankengymnastik hilft die Wirbelsäule zu stabilisieren, die Gelenke beweglich zu halten, die Muskeln zu dehnen und zu kräfigen und Verspannungen zu lösen. Ziel der Behandlung ist es, Ihre Schmerzen zu lindern und Ihnen wieder das richtige Haltungsgefühl zu vermitteln.

Die verschiedenen Behandlungsmethoden der Krankengymnastik werden so miteinander kombiniert, wie es für den Patienten am besten ist.

## Moorbad

Das warme Bad, dem Moor zugegeben wurde, wird vor allem bei der Behandlung von Muskelrheumatismus und degenerativen Gelenkerkrankungen eingesetzt. Schon alleine das warme Wasser hat einen günstigen Einfluss auf Muskeln und Gelenke, in der Kombination mit dem Moor kommt es aber zu einer stärkeren Erwärmung der erkankten Muskelregionen, die Durchblutung wird nachhaltig verbessert und der Schmerz gelindert.

## Massage

Beim Massieren verwendet der Therapeut den Patienten mit verschiedenen Techniken: Streichung, Reibung, Knetung, Klopfen, Vibration. Die Muskulatur wird dadurch sanft gedehnt, Verspannungen lösen sich, die Durchblutung wird gefördert und der Abtransport von Stoffwechselschlacken angeregt.

**Bitte beachten:**
Im akuten Entzündungsstadium darf nicht massiert werden. Die entzündeten Nerven könnten dadurch noch stärker gereizt werden.

Bei Verspannungen tut eine Massage besonders gut.

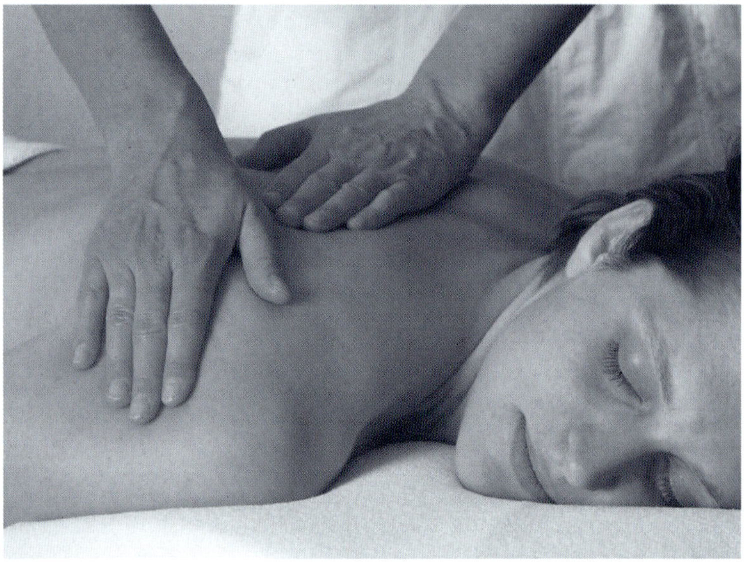

Massage ist immer dann angezeigt, wenn es zu reflektorischen (auf Entzündungszustände folgende) Verspannungen gekommen ist. Durch die Entspannung während und nach der Massage werden Heilungsvorgänge angeregt. Eine aktive Bewegungstherapie sollte die Massage immer unterstützen. Eine Wärmethearpie, wie Sauna, Vollbad, Teilbad, Infrarotbestrahlung oder Packung vor der Massage erhöht deren Wirkung oft beträchtlich.

## Neuraltherapie

Die Neuraltherapie sollte nur von einem Arzt durchgeführt werden.

Bei dieser Methode wird eine geringfügige Menge eines Lokalanästhetikums direkt in die schmerzenden Stellen oder oberflächlich in die Haut gespritzt. Alle mit dem behandelten Gebiet in Verbindung stehenden Organe, Gelenke, Muskeln oder Sehnen werden dadurch entspannt und besser durchblutet. Das lindert auch die Schmerzen und regt die Heilungsvorgänge an.

Eine weitere Methode im Rahmen der Neuraltherapie ist die „Herdbehandlung“ (s. Seite 12). Durch Anspritzen mit dem Medikament werden dabei „Herde“ kurzfristig oder gar dauerhaft gehindert ihre Störimpulse weiterzugeben.

## Osteopathie

In der Osteopathie werden Berührungen und Manipulationen eingesetzt, um die Mobilität und das harmonische Zusammenarbeiten von Muskeln, Knochen und Gelenken zu verbessern. Bei allen rheumatischen Erkrankungen kann diese Behandlungsform helfen.

**Bitte beachten:**
Nicht anwenden bei Osteoporose, Entzündungen, Infektionen, Tumoren, Kreislaufproblemen. Vorsicht bei einem Bandscheibenvorfall.

Im Zentrum der Osteopathie steht die Wirbelsäule, die nach Ansicht der Osteopathen nicht nur für den gesamten Knochen- und Muskelapparat wichtig ist, sondern auch das Nervensystem sowie die inneren Organe beeinflusst. Bei der individuell auf den Patienten abgestimmten Behandlung werden Massage- und Dehnungstechniken eingesetzt oder auch Manipulationen der Gelenke. Mithilfe spezieller Handgriffe lindert der Osteopath die Muskelspannung und verbessert die Mobilität der Gelenke, und regt die Selbstheilungskraft des Körpers an.

Bei der so genannten „Muskelenergiebehandlung“ muss man als Patient gegen einen vom Therapeuten hervorgerufenen Widerstand arbeiten, damit sich die Muskelspannung entladen kann.

## Psychotherapie

Viele rheumatische Erkrankungen stehen im Zusammenhang mit seelischen Störungen. Die Psychotherapie kann dabei helfen, den Teufelskreis aus Ängsten und Verspannungen von Körper und Seele zu durchbrechen, und indem sie eine gelassenere Einstellung zum Leben vermittelt, das Lebens- und Selbstwertgefühl heben. Der Wille des Betroffenen gesund zu werden und mit dem Therapeuten zusammenzuarbeiten ist dabei besonders wichtig.

## Schröpfen

Vor allem bei Muskelverhärtungen und chronischen Schmerzen der Wirbelsäule sowie der großen Gelenke und bei weichteilrheumatischen Beschwerden hat das Schröpfen eine lindernde und heilende Wirkung.

**Bitte beachten:**
Nicht anwenden bei verminderter Ausscheidungsfähigkeit der Nieren.

Schröpfen: Das sieht weit gefährlicher aus als es ist.

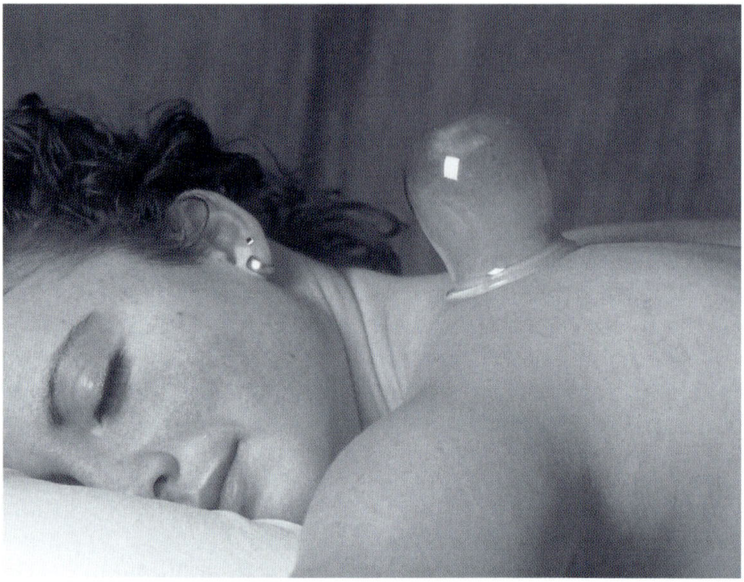

Vor dem Ansetzen wird die Luft im Schröpfglas durch einen brennenden Wattebausch verbraucht – es kommt zm Unterdruck im Glas, und wird das Schröpfglas nun auf die Haut gesetzt, wird diese zipfelartig in das Glas hoch gesaugt. Innerhalb von 10 bis 15 Minuten bildet sich ein kleiner Bluterguss oder eine Hautblase und es kommt zu Gewebsausschwitzungen im behandelten Gebiet, was den örtlichen Stoffwechsel entlastet.

Durch das Schröpfen werden die Endpunkte der Nervenleitungen leicht gereizt. Über Nervenleitungen kommt es reflektorisch zur Entspannung der Muskulatur, zur Mehrdurchblutung und Anregung des Heilprozesses.

Die Wirkung ist wesentlich verstärkt beim blutigen Schröpfen, bei dem vor dem Ansetzen der Schröpfgläser mit einem sterilen Gerät jeweils ein kreuzförmiger, etwa 1 cm langer Hautschnitt über dem Behandlungsgebiet gesetzt wird. Durch den Unterdruck fließen, je nach Anzahl der Schröpfgläser, innerhalb 10 bis 20 Minuten ungefähr 300 ml Blut aus. Zusätzlich zur örtlichen Ausleitung von sauren Stoffwechselprodukten wird dadurch das Abwehrsystem des Körpers angeregt (s. Seite 102).

## Symbioselenkung

Die Symbioselenkung wird vor allem bei chronischen rheumatischen Erkrankungen eingesetzt, aber auch, wenn die Darmflora durch Antibiotikagabe geschwächt ist.

In einem fein abgestuften Programm werden dem Darm Stoffwechselprodukte von Bakterien zugeführt, damit das Lymphsystem des Darms verbessert und die Ausscheidung von Stoffwechselschlacken über den Darm angeregt wird. Auch das Immunsystem wird mit diesen Reizen zur Leistungsverbesserung angeregt.

Der Darm hat eine große Oberfläche (300 bis 400 $m^2$; im Gegensatz dazu beträgt die Hautoberfläche nur 1,5 $m^2$) um seine Aufgabe als Verdauungs- und Ausscheidungsorgan optimal erfüllen zu können. Er ist die „Wurzel der Pflanze Mensch" und wird auch häufig zur „Wurzel" vieler Erkrankungen.

Ein gesunder Darm ist eine der wichtigsten Voraussetzungen für eine Abwehrleistung des Körpers.

## Unterwassermassage

Zur Behandlung fast aller rheumatischen Erkrankungen eignet sich diese Methode sowie bei Verspannungen und Verhärtungen von Muskeln und Bindegewebe. Neben einer Entspannung kommt es bei der Unterwassermassage zur Durchblutungssteigerung und Stoffwechselanregung.

Der Patient liegt in einer übergroßen Badewanne, die bis zu 600 Liter Wasser enthält, während der Therapeut aus einer Entfernung von etwa 10 bis 30 cm den erkrankten Bereich mit einem Wasserschlauch behandelt.

Die durch den Druckstrahl mobilisierten Ablagerungen im Gewebe müssen vom Körper abtransportiert und ausgeschieden werden. Deshalb ist eine nachfolgende Ruhezeit von mindestens $^1/_2$ bis 1 Stunde besonders wichtig.

**Bitte beachten:**
Nicht geeignet bei schweren Organerkrankungen, vor allem am Herz-Kreislauf-System, bei Neigung zu Kreislaufstörungen, niedrigem Blutdruck, Osteoporose, Schwangerschaft und bei Hauterkrankungen im zu behandelnden Gebiet.

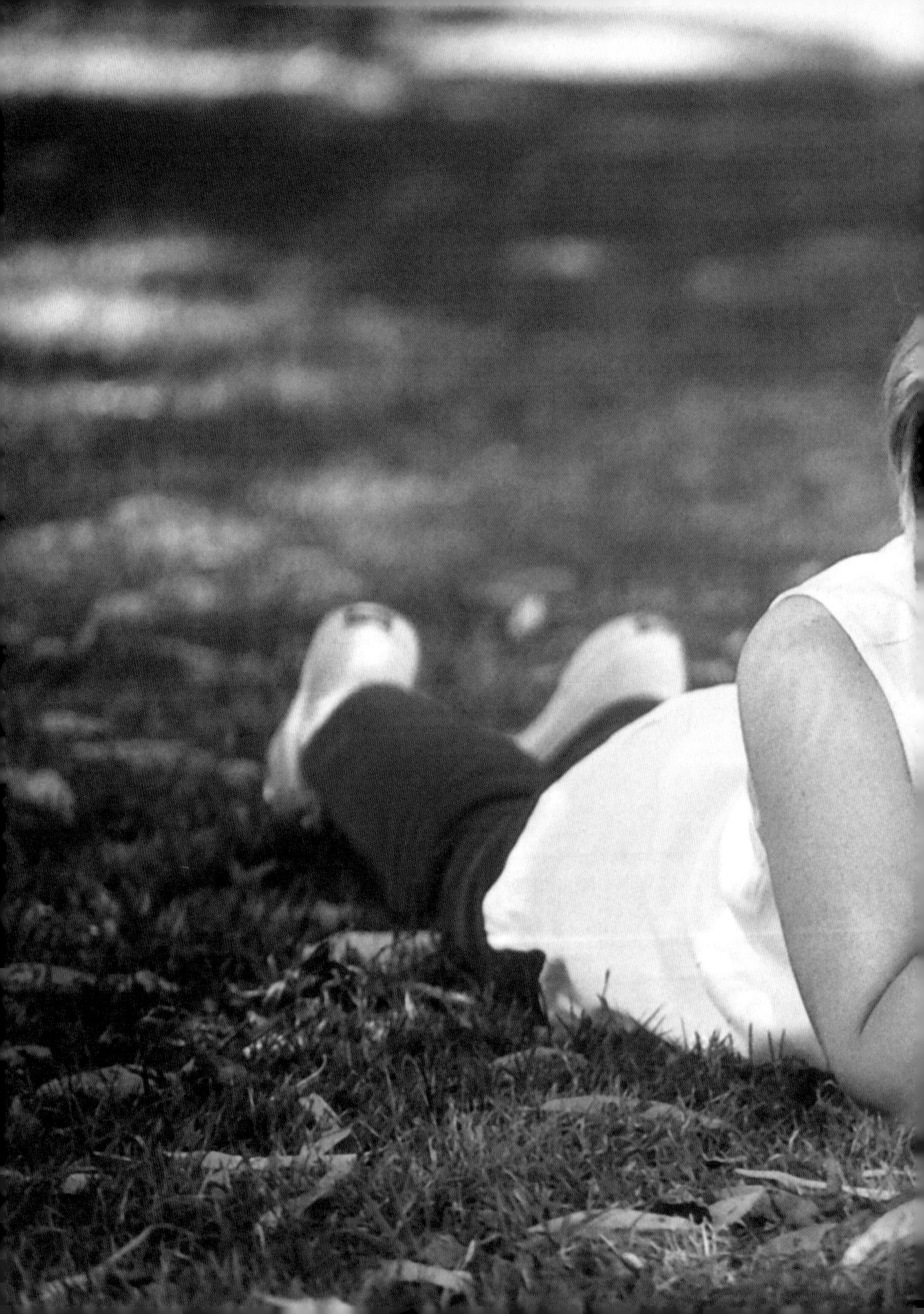

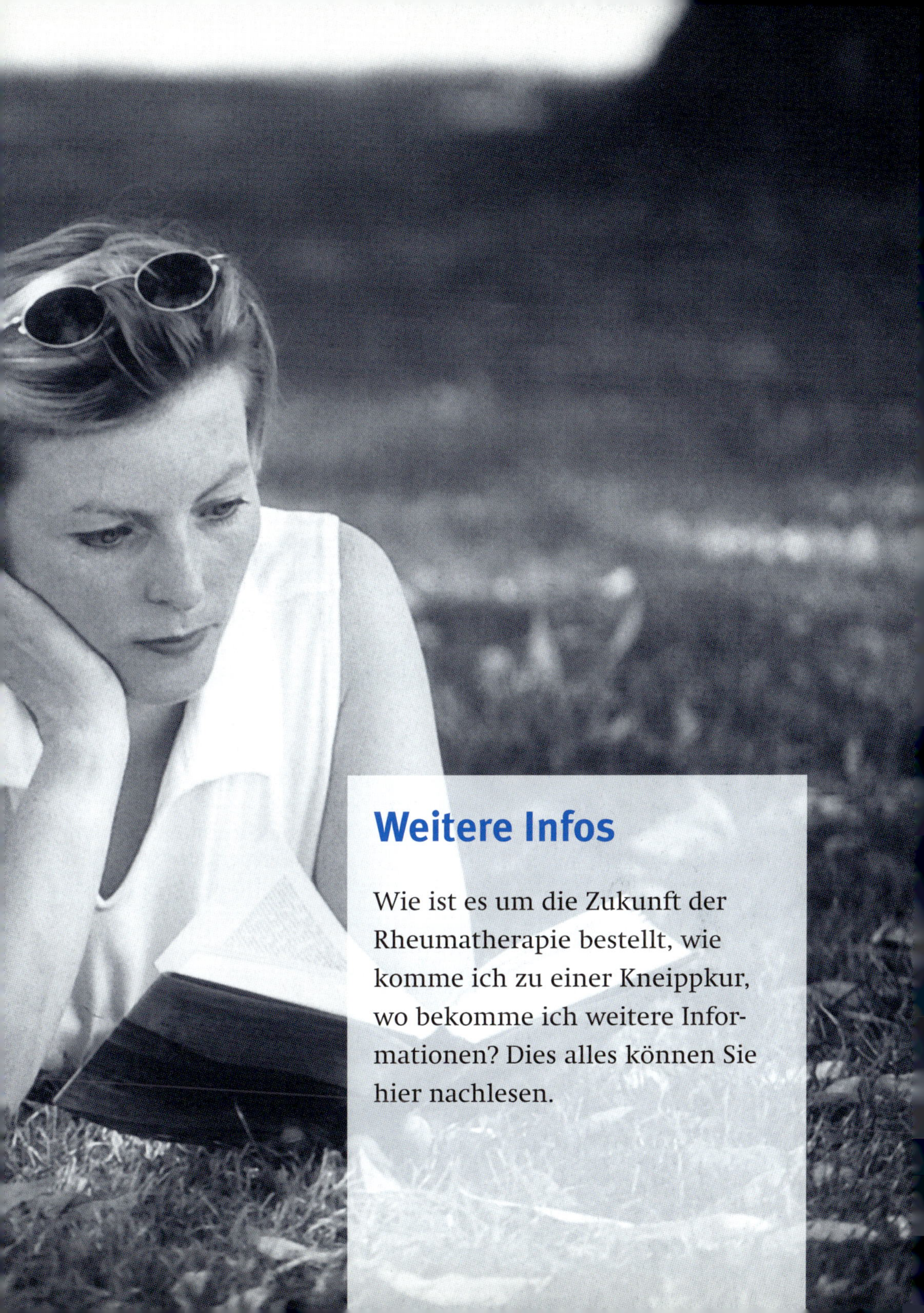

# Weitere Infos

Wie ist es um die Zukunft der Rheumatherapie bestellt, wie komme ich zu einer Kneippkur, wo bekomme ich weitere Informationen? Dies alles können Sie hier nachlesen.

Kurz davor, ein wirkliches Heilmittel für rheumatische Erkrankungen zu entdecken, ist momentan niemand, und eine Heilung ist nicht in Sicht. Dennoch gibt es auf verschiedenen wichtigen Gebieten deutliche Fortschritte zu vermelden.

# Zukunft der Rheumatherapie

In den letzten Jahren wurden die Interaktionen zwischen bestimmten Zellen und den Gelenken besser verstanden, die letztlich zur Entzündung, den Schmerzen und Gelenkschäden bei der rheumatoiden Arthritis führen. Zu den erfolgversprechenden Strategien für eine wirksame Behandlung werden wahrscheinlich in Zukunft eine Identifikation der Zytokine gehören, die den Knorpelabbau vorantreiben, und zum anderen der gezielte Einsatz von Wachstumsfaktoren, die gesunde Knorpelzellen fördern.

## Medikamente

Die Suche nach neuen, wirksameren Medikamenten zur Vorbeugung von Entzündungsprozessen und Gelenkschädigung, die weniger schwere Nebenwirkungen als derzeit angewendete Substanzen haben, geht weiter. Wahrscheinlich werden noch weitere Zytokin-Hemmstoffe entwickelt werden. In Zukunft wird es eventuell zudem Substanzen geben, die solche Zytokine aktivieren oder in ihrer Funktion ersetzen, die einer Entzündung entgegenwirken. Möglicherweise wird es auch durch eine Gentherapie möglich, den Körper zur Produktion nützlicher Zytokine anzuregen.

Sollte sich die Hypthese als richtig erweisen, dass eine Art Infektion ein möglicher Auslöser einer rheumatoiden Arthritis ist, könnte die Gabe eines Antibiotikums vor dem Ausbruch der Erkrankung schützen. Vor dem Hintergrund dieser Theorie wird geprüft, ob Antibiotika den Verlauf der Krankheit beeinflussen. Zu den möglicherweise wirksamen Antibiotika gehört z. B. Minocyclin, das in gewissem Maße Gelenkschwellung, -schmerzen und -steifigkeit in frühen Stadien entgegenwirkt.

Sind T-Lymphozyten – eine bestimmte Art weißer Blutzellen – ein Auslöser für die Reaktion des Abwehrsystems, die zur Gelenkzerstörung führt, dann könnte eventuell ein Impfstoff die Aktivität dieser Zellen unterdrücken und damit vor dem Ausbruch der Erkrankung schützen. Diese Impfstoffe wurden bislang jedoch nur an Tieren getestet.

Schon seit Jahren wird die Östrogensubstitutionstherapie zur Vorbeugung einer Osteoporose genutzt, nun scheint es, dass Frauen, die Östrogene gegen die Folgen von Wechseljahrsbeschwerden einnehmen auch seltener an einer Arthrose des Hüftgelenks leiden. Eventuell hat Östrogen einen Einfluss auf Faktoren, die beim natürlichen Auf- und Abbau von Knorpel und Knochen eine Rolle spielen.

## Gene

Wissenschaftler verstehen immer mehr Gene und deren Funktion – darunter auch solche, die eine Veranlagung für rheumatische Erkrankungen mit sich bringen oder dieser Erkrankung entgegenwirken. Nicht jeder, der diese Gene trägt, erkrankt an Rheuma. Dennoch ist es wichtig herauszufinden, wie häufig Veränderungen solcher Gene sind und ob es dagegen einen Schutz gibt. Weiß ein Mensch von diesem Risiko, achtet er womöglich eher auch auf andere Risikofaktoren und lässt sich frühzeitig ärztlich beraten und betreuen.

Im Rahmen einer Gentherapie könnte ein defektes Gen entweder durch ein gesundes ersetzt werden oder man könnte es „reparieren". Möglich wäre es auch, defekte Gene in ihrer Funktion zu blockieren. Die Forschung auf diesem Gebiet ist noch nicht weit vorangeschritten. Zwar wurden einige schützende Gene bereits entdeckt, es bleibt jedoch zu klären, wie man deren Schutz am besten nutzen kann. Unter Rheumaexperten besteht die Hoffnung, mittels einer Gentherapie eine Behandlung mit weniger Nebenwirkungen zu finden.

## Ernährung

Zwar wurden bisher keine bestimmten Nahrungsmittel ausgemacht, die direkte positive oder negative Auswirkungen auf rheumatische Gelenkerkrankungen haben, aber Vitamine und andere Nährstoffe in Obst und Gemüse ziehen das Interesse der

Wissenschaftler auf sich. Ob eine hohe Aufnahme von Antioxidanzien das Fortschreiten einer rheumatischen Gelenkerkrankung verlangsamt, ist nicht geklärt. Laut einer Studie wiesen Personen, bei denen sich später eine rheumatoide Arthritis entwickelte, zuvor niedrige Konzentrationen von Vitamin C und E sowie von zwei Arten des Vitamin A auf. Eine andere Studie weist darauf hin, dass sich mit hohen Dosen von Vitamin C, E und Beta-Karotin (ein Vitamin A) einer Arthrose des Kniegelenks vorbeugen lässt, bzw. das Fortschreiten dieser Erkrankung verzögert werden kann.

Möglicherweise verzögern Vitamine das Fortschreiten der Kniegelenk-Arthrose.

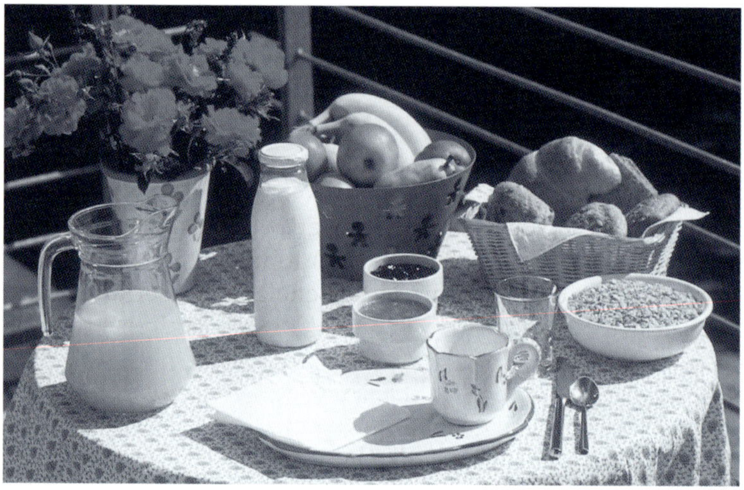

# So kommen Sie zu einer Kneippkur

Setzen Sie sich bei allen eine Kur betreffenden Fragen mit Ihrer Krankenkasse und Ihrem Hausarzt in Verbindung.

Zur Wahl stehen entweder eine ambulante Vorsorge- oder Rehabilitationskur oder eine stationäre Vorsorge- oder Rehabilitationskur. Liegen ausgeprägte Risikofaktoren vor, wird gewöhnlich eine Vorsorgekur beantragt, während bei bereits eingetretener chronischer Erkrankung die Rehabilitationskur den Vorzug erhält. Die Entscheidung, ob eine ambulante oder eine stationäre Vorsorge- oder Rehabilitationskur beantragt wird, trifft der behandelnde Arzt. Er regt die aus medizinischer Sicht erforderliche Kurmaßnahme schriftlich bei der zuständigen Krankenkasse an, die im Fall einer Rehabilitationskur prüfen muss, ob nicht die zuständige Rentenversicherung (z.B. LVA, BfA) als Kostenträger heranzuziehen ist.

Für eine ambulante Vorsorge- oder Rehabilitationskur ist die Durchführung in einem staatlich anerkannten Heilbad oder Kurort Voraussetzung zur Mitfinanzierung. Wie hoch die Selbstbeteiligung ist, erfahren Sie von Ihrer Krankenkasse. Stationäre Kuren werden durchgeführt in kasseneigenen oder anerkannten Einrichtungen, mit denen ein Versicherungsvertrag abgeschlossen wurde. Auch hier ist die Krankenkasse der Ansprechpartner der Wahl, wenn es um die Höhe der Kostenübernahme für ärztliche Untersuchungen, Therapieanwendungen, Unterkunft und Verpflegung einschließlich Kurtaxe geht. Da die Leistungen nicht „automatisch" gewährt werden, lohnt sich unter Umständen eine gewisse Beharrlichkeit.

Die ambulante Kur dauert meist drei bis vier Wochen, während die stationäre Maßnahme gewöhnlich vier Wochen in Anspruch nimmt und im Ausnahmefall um zwei Wochen verlängert werden kann. Eine Wiederholungskur ist erst nach vier Jahren wieder möglich, falls nicht gesundheitliche Gründe einen früheren Termin erforderlich machen.

# Hilfreiche Adressen

- Allgemeiner Patientenverband e.V. (APV)
  Ludwig-Juppe-Weg 3b
  D-35039 Marburg
  Tel.: 0 64 21 / 6 47 35
  Fax: 0 12 12 / 5 11 50 79 49
  www.patienten-verband.de

- Bundesministerium für Gesundheit und soziale Sicherung (BMGS)
  Am Probsthof 78 a
  D-53121 Bonn
  Tel.: 0 18 88 / 44 10
  Fax: 0 18 88 / 44 11 49 00
  www.bmgs.bund.de

- Deutsche Arthrosehilfe e.V.
  Postfach 10 05 51
  D-60040 Frankfurt
  Tel.: 0 68 31 / 94 66 10
  Fax: 0 68 31 / 94 66 19
  www.arthrose.de

- Deutsche Rheuma-Liga Bundesverband e.V.
  Maximilianstraße 14
  D-53111 Bonn
  Tel.: 02 28 / 76 60 60
  Fax: 02 28 / 7 66 06 20
  www.rheuma-liga.de

- Deutsche Vereinigung Morbus Bechterew e.V. DVMB, Bundesverband
  Metzgergasse 16,
  97421 Schweinfurt
  Telefon: +49 (0) 9721 / 220 33
  Telefax: +49 (0) 9721 / 229 55
  www.bechterew-selbsthilfe.de

- Deutscher Bäderverband e.V.
  Schumannstraße 111
  D-53113 Bonn
  Tel.: 02 28 / 20 12 00
  Fax: 02 28 / 2 01 20 41

- Deutscher Zentralverein Homöopathischer Ärzte e.V.
  Am Hofgarten 5
  D-53113 Bonn
  Tel.: 02 28 / 24 25 330
  Fax: 02 28 / 24 25 331
  www.homoeopathy.de

- Deutsche Schmerzliga e.V.
  Adenauerallee 18
  61440 Oberursel
  Tel.: 0700-375 375 375 (9.00–12.00 Uhr-
  Fax: 0700 -375 375 38
  ww.dsl-ev.de

- Kneipp-Bund e.V.
  Bundesverband Gesundheitsförderung
  Postfach 1452
  D-86817 Bad Wörishofen
  Tel.: 0 82 47 / 3 00 21 55
  Fax: 0 82 47 / 3 00 21 99
  www.kneippbund.de

- Nationale Kontakt- und Informationsstelle zur Anregung und Unterstützung von Selbsthilfegruppen (NAKOS)
  Wilmersdorfer Straße 39
  D-10627 Berlin
  Tel.: 0 30 / 8 91 40 19
  Fax: 0 30 / 8 93 40 14
  www.nakos.de

- www.fibromyalgie-aktuell.de

- www.osteoporose.org

# Stichwortverzeichnis